芹澤健介
SERIZAWA Kensuke

小林久隆［医学監修］

がんの消滅

天才医師が挑む光免疫療法

1006

新潮社

はじめに

9割のがんに効く治療法がある。

そう聞いたらどう思われるだろうか。

光免疫療法。

そんな夢みたいな、と思われるかもしれないが、日本ではすでに実用化されている。

2020年9月、厚生労働省から正式に承認を受け、楽天メディカルが普及に尽力中だ。

2011年に論文が発表されるやそのインパクトは医学界を超えて広がり、論文段階にもかかわらず、わずか2ヶ月後に時のアメリカ合衆国大統領バラク・オバマは年頭の一般教書演説で取り上げた。論文発表から10年も経たない異例の早さで日本は世界に先駆けて承認した。

この「革命的」とも「ノーベル賞級」とも言われる治療法の開発者は、小林久隆という日本人医師だ。渡米二十余年、全米最大・最古の医学研究機関、米国国立衛生研究所（ＮＩＨ）で終身の主任研究員を務める。

天才と呼ばれる。

新聞も雑誌も「情熱大陸」も「ガイアの夜明け」も小林を取り上げた。一見、どこにでもいる普通の日本人の「おじさん」だ。酒をたしなみ、ともすれば関西弁のダジャレが口を衝き、アイドル好きでカラオケも歌う。関西人らしく、「人前に出たら一回は笑いをとりたい」とも口にする。

だが小林が開発した光免疫療法の原理は素人でも理解できるくらいシンプルで、安全で、鮮やかだ。楽天グループＣＥＯ三木谷浩史はこう言った。

「おもしろくねえほど簡単だな」

がんという複雑怪奇な病に「エレガントな解」を示したと言ってもいいこの治療法は、いったいどうやって生まれたのだろうか。

がんをもはや「怖くない」と言う人もいる。

国立がん研究センターによれば、日本人の２人に１人ががんになる。東京都をはじめ、各自治体は「早期発見すれば、90％以上が治ります」とがん検診を勧める。「全身にがんが広がっていなければ、約50％の人が治ります」と言う医師もいる。

実際、国立がん研究センターが２０１９年に発表したデータによれば、がん全体の５年相対生存率は男女計で64・１％。６割以上ががんにかかっても５年以上は生き延びている。30年前、50年前のようにがんと診断されたら絶望視せざるをえなかったような時代とは違う。（５年相対生存率：あるがんと診断された人のうち５年後に生存している人の割合が、性別や年齢などを同じくする他の日本人の５年後に生存している人の割合と較べたときの割合）

だがそれでも、日本人の死因１位は１９８１年から変わらずがん（悪性新生物）だ。２０２１年の厚生労働省の統計によると、がんの26・５％は２位の「高血圧性を除く心疾患」の14・９％を大きく引き離す。年間１７０万人ががんになり、そのうち70万人が治療法がないなどの理由で「がん難民」になると言われる。

結局のところ、日本人は２人に１人ががんになり、４人に１人はがんで死ぬ。

この数字が示すのはむしろ、身内や親しい友人をがんで失ったことがない人など、どのくらいいるのだろうということだ。

「９割のがんに効く」治療法があれば、どのくらいの人たちと私たちはまだ一緒に過ごせていただろうかということだ。

光免疫療法はまだ途上である。現状は、限られた病院で、限られた患者の、限られたがんに施されるに過ぎない。「夢の治療法」が現実化するためには、越えなければならない壁がいくつもある。

本書では足かけ5年にわたる小林久隆医師への直接取材を基に、光免疫療法のメカニズムとその現在、過去、未来を描くとともに、私たちが直面する「壁」とは何なのか、この治療法が生まれた背景に何があったのかを報告したい。

2023年7月

芹澤　健介

がんの消滅——天才医師が挑む光免疫療法†目次

第一章　光免疫療法の誕生

実験現場の奇妙な現象

２００９年5月、米国メリーランド州ベセスダ。

ワシントンD.C.のすぐ北西に隣接するその町に、アメリカ最大の医学研究機関、米国国立衛生研究所（ＮＩＨ：National Institutes of Health）はある。そのＮＩＨの主任研究員、小林久隆の実験室で奇妙な現象が起きていた。

——がん細胞がぷちぷち壊れていく。

当時、小林が取り組んでいたのは「がんの分子イメージング」である。医学における〈イメージング〉とは人体内部の構造などを解析、診断するために画像化すること。「がんの分子イメージング」とは、つまりがんを可視化する研究だ。がんを「治療する」ための研究ではない。ましてやがん細胞を破壊するなどということが目的ではない。

がん細胞の表面には他の正常細胞にはないタンパク質が多数、分布している。がん細胞を移植されたマウスの体組織内に、このタンパク質とだけ（特異的に）結合する物質を送り込んでやれば、がん細胞にだけその物質がくっつくことになる。この物質に蛍光物質をつけてやればどうなるか。がん細胞だけを光らせることができる。外科手術の際は、その光っている部分、がん細胞だけを取り除くことが可能になるし、取り残しも防げる。簡単に言えば、当時の小林が取り組んでいた研究のひとつはそうしたものだった。

その日、朝から試していたのは〈ＩＲ７００〉という光感受性物質だった。光に当たると化学反応を起こして発光する物質である。ＩＲはInfrared＝赤外線の略だ。７００nm《ナノメートル》付近の波長の光に反応するからＩＲ７００と名づけられた。７００nmの光とは、テレビの赤外線リモコンでも使われるような無害安全な種類の光である。紫外線のような波長の短い光だと細胞を傷つけてしまう恐れがある。そのために選ばれた可視光に近い近赤外線である。

その光を何度がん細胞に当ててもうまく光らない。

マウスのがん細胞と試薬はちゃんと結合しているはずだった。だが、きれいに光らない。がん細胞が仄かに発光はするのだが、際立った反応を見せることもなく、そのまま暗くなってしまう。明らかにほかの試薬とは違う反応だった。実験は失敗に見えた。

「またダメだ……」

実験に当たっていた小川美香子（現北海道大学大学院薬学研究院教授）は、蛍光顕微鏡のモニターを見つめていたその時のことをよく覚えていた。小川は京都大学薬学部出身。浜松医大の助教職から2年間という期限で小林のもとに留学していた。小川の研究テーマもまた「がんの分子イメージング」だ。自他ともに認める〝化学屋〟で、実験の精度や手順には定評がある。実際、ＮＩＨでも優秀な博士研究員《フェロー》に与えられる賞を受賞していた。

「どうしてなんだろう」

がん細胞と結合させる試薬によって、がんの光り方や明るさも変わる。リストアップした試薬を片っ端から実験し、その差異をデータとしてまとめるのが小川の仕事だった。

東京慈恵会医科大学の大学院からＮＩＨに来たばかりの光永眞人（現慈恵医大医学部講師）も戸惑いながらモニターを見つめていた。

帰国を控えた小川から実験を引き継いでいる光永の役割は記録用に撮影データを残すことだった。当時を振り返って光永は言う。

「パッと光を当てれば、ほかの色素はだいたいこちらの予想通りに光ってくれました。近赤外線の強さや露光時間を計算してやると、がん細胞がどのくらい光って、何秒後には消えていくというパターンがある程度は分かっていたんです。ですが、IR700の場合はがん細胞の光り方も違っていて、近赤外線を当てた後、顕微鏡の視野が急激に暗くなっていきました」

この2年で小川はすでに200近くの蛍光物質を試している。近赤外線を当てたとたん、その光エネルギーに反応してモニター内でがん細胞が鮮やかな緑色に光ればそれは「よい試薬」だ。しかし、リストの最後の方にあったこのIR700は、何度実験を繰り返してもきれいに光らせることができなかった。ぼんやりと光るには光っても、その淡い光はすぐ消え、顕微鏡の視野が暗くなる。その繰り返しだった。

光免疫療法の「発見」

そもそも、このIR700の実験を小川が後回しにしていたのにはわけがある。

「小林先生には前々からやってみてと言われていたんですけどね」と小川は言う。

「〝化学屋〟の私としては、IR700の化学式があまり素敵な形じゃないなあと思っていたんです」

理系の研究者はしばしば自分の専門分野を伝える際にこうした言い回しをする。〝物理屋〟〝化学屋〟〝数学屋〟などだ。それはともかく、小川のような薬学の専門家の目からはＩＲ７００という物質はそう見えたらしい。

「化学式を見るとわかるんですが、この試薬はもともとは水に溶けにくいフタロシアニンという色素を水溶性にするために、スルホ基を上下につけているんです」

スルホ基とはスルホン酸の陰イオン部分で、水によく溶ける。スルホン酸自体は硫酸に匹敵する強い酸なのだが、このスルホ基の性質を利用して、染料や界面活性剤など水に溶けていないと使えない有機化合物を合成する際に使われる。

「実験の素材としては非常に扱いにくそうな化合物だったんですね。なので、正直なところ、ほったらかしにしていたんです。でも、そろそろ留学期間も残りわずかだし、小林先生にもお尻を叩かれていたので、ちょっとやってみようかと」

フタロシアニンは光や熱に強い性質を持つ色素である。道路標識や東海道・山陽新幹線の車体のあの青色の塗料に使われている。これを水溶性にしたＩＲ７００は小林が以前から懇意にしていた小さな化学メーカーが売り込んできた。この物質が気になった小林はメーカーと調整を重ね、実験や治療に使えるよう仕立てていたのだ。

そのＩＲ７００の実験がうまくいかない。

それどころか、がん細胞は死んでしまっているようだった。死んだがん細胞を特定できたところで画像診断としては意味がない。生きたがん細胞を光らせてこそ、治療に役立つのだから。

急いで倍率を上げてよくよく観察してみると、がん細胞がどんどん壊れているように見えた。まるで水風船が割れるように、あるいは焼いた餅が膨らむように、がん細胞が次々と膨張して破裂していくのだ。その様子を小川は「ぷちぷち割れる」と表現した。

「そんなふうにがん細胞が割れるのはそれまで見たこともありませんでした。それに、がん細胞を光らせる実験中にがん細胞が死んじゃうっていうのは、少なくとも担当者の私は求めていない結果でしたし、どこで実験の手順を間違えたんだろうって、そればっかり考えていましたね」

実験のエキスパートである小川が「それまで見たこともなかった」と首をひねるような現象だった。

光永も困った顔でモニターを見つめるばかりだった。光永にとってもがん細胞が割れて死んでいくのは想定外だった。普通に考えれば、近赤外線を当てるだけでがん細胞が壊れるはずがない。光の出力は正常値。高出力でがん細胞を焼き殺しているわけではないのだ。そもそも実験に使う光として近赤外線が選ばれているのも、「細胞には影響を与えない安全な光」だったからだ。だが、何度繰り返しても結果は同じ。

「やっぱりコイツの形が悪いんじゃないかなあ。このスルホ基が何かを邪魔してるんじゃないかと思うんですけど」

小川が言ったのはＩＲ７００のことだ。

「なんだか光り方も変ですよね……」

このＩＲ７００には光永も朝から撮影のタイミングや露出の調整で苦労させられていた。

すでに午後一番のラボ・ミーティングの時間が迫っていた。

小川はミーティング直前、実験の様子を上司である小林に伝えた。

「今朝からＩＲ７００を試しているんですけど、うまくいかなくて……」

「うまくいかない？」

「何度やっても死んじゃうんですよ」

「……死ぬって、何が」

「がん細胞が、です」

「がん細胞が死ぬって……小川さん、それってどういうことや」

小林は時折、生まれ故郷の西宮の話し言葉が出る。

そそくさとミーティングを終え、小川が顕微鏡室でその現象を小林に見せた時だった。

小林が大きな声でこう言った。

「これはおもろいなあ！」

食い入るようにモニターに見入っていた。

「すごい、すごいで！　これは治療に使えるんちゃうか！」

光免疫療法が〝発見〟された瞬間だった。

光免疫療法の原理

その後、小川美香子から助手を引き継いだ光永眞人が実験を重ね、光永を第一著者、浜松医大に戻った小川を第二著者、小林久隆を最終著者とした論文「特定の膜分子を標的とするがん細胞を選択的に近赤外線によって破壊する治療法（Cancer Cell-Selective

In Vivo Near Infrared Photoimmunotherapy Targeting Specific Membrane Molecules)」（２０１１年11月、『ネイチャー・メディシン』）が発表された。後に「光免疫療法（ＰＩＴ：Photoimmuno-therapy）」、あるいは「近赤外線光免疫療法（ＮＩＲ－ＰＩＴ：Near Infrared Photoimmunotherapy）」とも呼ばれることになる治療法の最初の論文だ。「はじめに」で触れたように、当時のバラク・オバマ大統領が年頭の一般教書演説でこの治療法を「米国の研究成果」として取り上げたのは、論文発表からたった2ヶ月後のことだ。〈近赤外線でがん細胞を選択的に破壊する〉という前代未聞の治療法が、いかに医学界を超えたインパクトを与えたかがよくわかる。

オバマは「技術革新《イノベーション》を起こすには基礎研究が必要だ」と述べた後、こう言った。

「今日、連邦政府が支援する研究所や大学において、数々の発見がなされている。健康な細胞を傷つけることなく、がん細胞だけを殺す治療法が開発されつつあるのだ」

おそらくは「注目すべき研究がないか」と大統領府からＮＩＨに問い合わせがあるなり、「注目すべき研究があります」とＮＩＨから報告がなされるなりしたのだろう。

演説内で取り上げられることを事前に知らされていなかった小林は、その翌日、隣の研究室の同僚から知らされ、ホワイトハウスの公式サイトに行ってみると動画があった。

「ほんの一瞬だったので〝あ、言ったな〟という感想以上のものは抱きませんでしたが、あの演説がひとつの契機になったのは事実ですね」

実際、小林の研究生活はここから大きな変化を遂げていくことになる。光免疫療法は「第五のがん治療法」として注目を浴びる中、２０２０年９月に承認、12月に保険適用を果たすわけだが、まずは光免疫療法のざっくりとした仕組みはこうだ。

小川が出会った「奇妙な現象」のメカニズムは実にシンプルである。光免疫療法はがん細胞だけを狙い、物理的に、「壊す」のだ。がん細胞と特異的に結合したＩＲ７００が、近赤外線を当てられると化学反応を起こし、がん細胞を破壊する。これだけだ。

後の研究で詳しくわかったことでは、ＩＲ７００は近赤外線を照射されると化学変化を起こして結合している抗体の形状を物理的に変化させる。その際、がん細胞に無数の穴を空け、穴から侵入した水ががん細胞を内部から破裂させるのだ。

この「がん細胞だけを狙い、物理的に殺す」という点が光免疫療法の重要な特徴だ。この仕組みはのちに詳しく見ていくことにする。

原理はシンプルだが、もちろんここには最先端の科学技術が詰まっている。どうやってがん細胞にだけＩＲ７００をくっつけるのか？　なぜ近赤外線を使うのか？　特定のがんにしか効かないのではないのか？　そもそも、画像診断の研究をしていたはずの小林が、なぜ治療へと研究の舵を切ったのか？

その根底には、小林のサイエンティストとしての、そして医師としての、深い知見と哲学が宿っているのだが、詳細を見る前に、なぜこのシンプルな光免疫療法が「ノーベル賞級」と言われ、がん治療の「第五の治療法」と呼ばれるほどに注目されたのかを見ておこう。

「第五の」と言うくらいであるから、これまでに「第四」までが治療法として認められてきた。長らく「三大療法」とされてきたのが「外科療法（外科手術）」「放射線療法（放射線治療）」「化学療法（抗がん剤治療）」である。「第四の治療法」と呼ばれるのが本庶佑京都大学特別教授が開発に携わり、２０１８年にノーベル医学・生理学賞を受賞したことで知られる「がん免疫療法」だ。

これらの治療法とどこが違うのか。

標準治療

がん治療ではしばしば「標準治療」という言葉を耳にする。

私たちが「がん」と診断された時、まず最初の選択肢として示されるのがこの標準治療だ。国立がん研究センターの公式サイトによれば「科学的根拠に基づいた観点で、現在利用できる最良の治療であることが示され、ある状態の一般的な患者さんに行われることが推奨される治療」とされている。誤解が多いが、厚生労働省の承認を得、公的医療保険、いわゆる健康保険が適用されただけでは「標準治療」と呼べない。この後、さらに充分な科学的データを積み重ね、その分野の医師たちが学会で検討、作成した「診療ガイドライン」に掲載されたものが「標準治療」となる。光免疫療法はこの途上にある。

一方に「先進医療」という言葉もある。こちらは、やはり国立がん研究センターによれば「医療技術ごとに、実施者、治療対象、治療法とその実績、医療安全など、厚労省の基準を満たし、かつ、実施承認を受けた医療機関でのみ行われる医療」のことだ。厚生労働省の承認を得て、診察・入院・検査代は保険適用となるが、医療技術料は全額自己負担となる。

これらと一線を画すのが「自由診療」だ。身近なものでは健康診断やワクチンの予防接種、歯医者さんで銀歯でなく新素材を使う場合などがそうだが、日本未承認の抗がん剤や治療法を扱うクリニックで行う診療もこれに当たる。公的医療保険の適用とならないので、診察・入院・検査代も全額自己負担となる。

現代の私たちはインフォームド・コンセントが義務化された時代を生きている。インフォームド・コンセントとは、治療に当たって医師の充分な説明と患者の同意が必要とされるプロセスのことで、患者の自己決定権を保障するものだ。医療法によりその義務が明文化されている。そんなの当たり前でしょと思うかもしれないが、導入以前は医療は患者のものというより医師のもの、治療方針は医師が決定するものだった。

逆に言えば現代は、患者が自分でどの治療を選ぶのか決めなければならない。「標準治療」で行くのか、その途上にある光免疫療法を選ぶ手もあるのかもしれないし、「先進医療」の可能性や「自由診療」に賭ける人もいるかもしれない。

がん治療は複雑だ。

がんの種類は多様、がんが発生する臓器によって治療法も違えば、生存率も異なる。患者の体質も一様でなければ、どこの病院でもまったく同一の治療やサポートが受けられるわけでもない。その人に**だけ**効くがん治療法というのもあるのかもしれない。

いずれにせよ私たちはがんと診断されて初めて、自分のがんにはどんな治療法が最適なのか、どこの病院を選べばいいのか、そうした膨大な情報が溢れる現実に直面する。選択するのは自分だ。自ら調べねばならず、かといって無限に情報収集を続けていられるほど時間的余裕があるわけでもない。「名医」を扱う書籍や雑誌、テレビ番組が多数存在するのはそうした理由からだろうし、困り果てて怪しげな民間療法や口コミに頼りたくなってしまうのも無理はないのかもしれない。

その際、判断のひとつの材料になるのは保険診療か自由診療かだ。保険診療と認められるためのハードルは高い。自由診療とは異なり、国の承認を得なければならないからだ。日本の大多数の医師や医療スタッフが日々研鑽する主戦場はここであり、この舞台に上がっているかどうかがその治療法の信頼度も左右する面があることは否めない。中でも「標準治療」と認められるには長い歳月が必要とされることも記しておかねばならない。

こんなことをあらかじめ書いたのは、本書刊行の2023年時点では、光免疫療法を名乗る自由診療のクリニックがあまりに多いからだ。本書で扱う光免疫療法は保険診療でしか受けられない。「第五の治療法」と注目されるのもそのためである。その点に留意して読み進めていただきたい。

三大療法

では標準治療における従来の「三大療法」と光免疫療法の何が大きな違いなのかを見ていこう。

それぞれの治療法にメリットとデメリットがある。

「外科療法（外科手術）」は、がん細胞を完全に切除できれば体内からがんを消すことができ、「最も直接的かつ根治の可能性が高い」と言われる。

その一方で、当然のことながら、正常細胞も傷つける。どんな天才外科医でも、細胞レベルで選り分けて、がん細胞だけを取り除くことは不可能だ。大腸がんや早期の胃がんなどで内視鏡や腹腔鏡を使うなど患者の負担が少なく済む手術もあるが、開腹手術や開頭手術となると術後の負担も大きい。臓器や体の部位を温存できないこともももちろんありうる。

がんは成長すると原発巣、つまり元の発生場所から周囲の組織に浸潤したり、血液やリンパ液の流れに乗ってほかの臓器やリンパ節に転移する。そのため原発の腫瘍を切除するだけでなく、転移の可能性がある箇所も取り除く必要が出てくる。これを「郭清《かくせい》」

と言うが、がん細胞の取りこぼしがないよう、マージンを大きく取っておくのが一般的だ。がんの進行により、切除箇所を広げる術式を「拡大手術」と言うが、80年代に医師となった小林によると、「腹腔鏡手術が普及する90年代までは、身体の中がほとんど空っぽになるような拡大手術を受けた患者も少なくない」とのことだ。

「放射線療法（放射線治療）」は放射線（高エネルギーX線、電子線、陽子線、重粒子線、α線、β線、γ線など）でがん細胞のDNAを傷つけて死滅させる治療法だ。体を切らずに治療できる。治療中の痛みもなく、体への負担が比較的少ない、外科手術が難しい場所にあるがんでも有効、などといった利点がある。

とはいえがん細胞を殺すほどの放射線を照射するので、がん細胞の周囲の正常細胞もダメージを受ける。近年ではよりピンポイントに照射ができるようになったが、それでもがん細胞だけに照射するのは不可能だ。照射によって患部周辺の幹細胞が死滅してしまえば、がん細胞が死滅した後も組織を再生させることができず、いわば「焼け野原」のような状態が残ってしまう。

また、放射線感受性が高い免疫細胞などはほぼ死滅することになり、免疫機能は低下せざるを得ない。全身のだるさや吐き気といった副作用を伴うことも多い。同じ場所に再発した場合は、初発の際に照射した放射線量を考慮すると、定められた耐容線量を超えてしまうため再び放射線治療を受けられないことがほとんどだ。

「化学療法（抗がん剤治療）」は、外科手術では治療できない血液やリンパのがんも治療できる、体内に広く分布するがんに対応できる全身療法である、といったメリットがある。がんの増殖を抑えたり、転移や再発を防ぐ効果もあるとされる。

だが、抗がん剤の作用はがん細胞にだけ及ぼされるわけではない。正常細胞にも働いてしまう（分子標的薬を用いたがん薬物療法は後述する）。副作用をゼロにすることも困難だ。代表的なものだけでも吐き気、脱毛、倦怠感、頭痛、めまい、発熱、悪寒、発汗、疼痛、しびれ、麻痺、患部の腫れ、むくみ、咳、口内炎、食欲不振、高血圧、血尿、頻尿、下痢、皮膚障害などなど。

抗がん剤の祖は毒ガスと言われる。事実、日本初の抗がん剤「ナイトロミン」は第一次世界大戦の際にドイツ軍が使用したマスタード・ガス（イペリット）を起源としている。「毒をもって毒を制す」とでも言えばよいのだろうか、抗がん剤はその強い毒性でがんを攻撃する。その毒が正常細胞に影響すれば、「がんを叩く」という主作用以外の作用が起きてしまうのもいわば当然だろう。

また、がん細胞に抗がん剤に対する耐性がついてしまうことがある。その場合、その抗がん剤はもう使えなくなる。数週間で耐性ができることもあり、再発しても使えない。原因の多くは、がんが変異することにある。がん細胞は正常細胞の100〜1000倍の頻度で遺伝子に変異を蓄積していく。結果的に、過酷な環境を生き抜いたがん細胞だけが増えていき、投与できる抗がん剤の選択肢も減っていく。

「第四の治療法」とも言われる「がん免疫療法」にも触れておこう。

がん免疫療法とは「患者の免疫力を高めてがん細胞への攻撃力を強化する治療法」だ。標準治療でも、免疫細胞が作るインターフェロンやインターロイキンといったタンパク質を投与して免疫細胞を活性化する治療法を「サイトカイン療法」と呼んだり、膀胱がん治療に使われる「BCG膀胱内注入療法」を「膀胱がん免疫療法」と呼んだりして、膀胱がん免疫療法の一種とする場合もあるのでややこしいが、国立がん研究センターの区分では、現在、保険適用となっているがん免疫療法は次の2つだ。

「免疫チェックポイント阻害薬」を使うものと「エフェクターT細胞療法」（キメラ抗原受容体＝CARの遺伝子を用いるCAR-T療法）である（ネットで検索すると大量に出てくるこれ以外の「○○免疫療法」は保険外診療、つまり自由診療なのでご注意を）。前者はがん薬物療法の一種とも言える。

「免疫チェックポイント阻害薬」はがん細胞を攻撃する免疫細胞のいわばブレーキを外し、ＣＡＲ-Ｔ療法はその数を増やす。いずれにせよ「免疫の力を強める」治療法だ。まだ治療の対象となるがんは限られており、免疫チェックポイント阻害薬を使えるがん種でも効果が出るのは2割ほどというのが現状だ。どちらも免疫細胞ががん以外の場所でも活性化しすぎることで重症化したり死亡したりするといった重篤な副作用の例も報告されている。患者自身の免疫細胞の性質に左右される面もあり、まだまだ発展の途上にあると言っていいだろう。

「がんの消滅」

では光免疫療法のメリットとはなんだろうか。

まずオバマの言葉を借りれば、光免疫療法は「がん細胞だけを殺す」ことだ。

従来の三大療法はどうしても正常細胞を傷つけてしまう。

どんな天才外科医でもがん細胞だけを摘出するのは不可能だ。どれだけピンポイントに放射線を当てようと、がん細胞の周囲の正常細胞も傷ついてしまう。抗がん剤治療は、ざっくり言えば「毒」をもってがんを制する治療法だ。がんだけでなく正常細胞にも「毒」の影響が出てしまう。

がん免疫療法はがん細胞を直接殺すわけではない。がん細胞を殺す免疫細胞を活性化するものだ。

光免疫療法は、近赤外線照射のスイッチを押せば、がん細胞だけが狙われ、選択的に壊される。

次に、これは「がん細胞だけを殺す」ことと同義とも言えるが、「体への負担が少ない」点がメリットだ。つまり、何度でも治療することができる。

医学的には「低侵襲」という言い方をするが、人体には安全な薬剤を体内に注入し、安全な光を照射し、がん細胞が選択的に殺せるなら、体への負担はないはずだ。しかも、治療後には正常細胞が残る。がんがあった場所は元のきれいな状態に戻るに違いない。

それに対して、外科手術を行って切除した臓器や組織が戻ってくることはないし、切開したところは傷痕として残るかもしれない。放射線治療は当てられる線量が決まっており、放射線を浴びた通常の組織は元に戻らないことがある。抗がん剤治療の場合、がん細胞に耐性ができる場合があり、これも投与できる上限が決まっている。

最後に、「汎用性の高さ」だ。

本章の冒頭で、「がん細胞の表面には他の正常細胞にはないタンパク質が多数、分布している。がん細胞を移植されたマウスの体組織内に、このタンパク質とだけ（特異的に）結合する物質を送り込んでやれば、がん細胞にだけその物質がくっつくことになる」と述べた。この〈物質〉は免疫学では「抗体」と呼ばれる。後に触れるが、光免疫療法は抗体医薬の原理でがんだけを攻撃する。

この抗体が特異的に結合するタンパク質（免疫学では「抗原」）は、一般には「腫瘍マーカー」として知られている。がんの種類によって作られるタンパク質が異なるため、がんの診断の際に利用されている。

ＥＧＦＲというタンパク質は、多くのがんに発現する。頭頸部がん、皮膚がん、卵巣がん、乳がん、肺がん、胃がん、すい臓がん、胆管がん、大腸がん、子宮がん、膀胱がんなどだ。

ＨＥＲ２《ハーツー》というタンパク質は、乳がんや胃がん、すい臓がん、胆管がん、膀胱がんなどで発現が見られる。

こうしたタンパク質（抗原）はすべてのがん患者で同様に発現するわけではないのが

難しいところだが、この抗原に合わせて抗体を変えてやれば、がんの種類ごとに抗体がIR700をがん細胞のもとに運んでくれ、がんを殺すことができる。原理的には、9割のがんをカバーできるのだ。

つまり光免疫療法は「がん細胞だけを狙って殺す」「何度でも治療できる」「9割のがんをカバーする」ということになる。

光免疫療法が広く実用化されたら、そんな未来が待っているのだ。

私たちはまず病院に行き、がん検診でがんと診断されたとする。自分のがんが光免疫療法のカバーする9割のがんだということがわかり、光免疫療法での治療を選択したとする。

私たちはまず病院に行き、IR700を含む薬剤を点滴される。薬が患部に充分に行き渡る時間が必要だが、その間はただ待っていればいい。その上で医師の元に行き、患部に近赤外線を照射してもらう。強い光で細胞を焼くわけではないのに、がん細胞は照射の瞬間から壊れ始める。3センチ程度のがんであれば4~5分の照射で施術は終わるだろう。その後は体内に残った薬剤と壊れたがん細胞の排出を待つだけだ。

さらに普及が進めば、私たちはがん検診すら必要なくなるかもしれない。定期的に病院に行って薬剤を飲み、近赤外線の照射を受けておけば微小なうちにがんを退治できる。

そんな未来が来たならば、それは私たちががんという病から解放されることを意味しないだろうか。

かつて結核は「死の病」だった。

だが医学の進歩はその恐怖の記憶を遥かな過去に追いやった。

がんはどうだろう。

光免疫療法は実際にがん細胞を殺し、消滅させるだけでなく、私たちの「がんの記憶」さえ消すかもしれないのだ。それは「がんの消滅」と言ってもいいのではないか。

もちろん、そんな未来は来ていない。私たちは「夢の治療法」に勝手に夢を見ることができるが、現場の研究者はそうはいかない。

もう少し詳しく光免疫療法の原理と治療プロセスを説明する前に、小林が置かれている環境を説明しておこう。小林が所属するＮＩＨ（米国国立衛生研究所）とはどのような組織なのか。

ＮＩＨ――米国国立衛生研究所

一言で言えば、アメリカ合衆国最大の医学研究機関である。

「世界最大で最高峰の生命科学・医学の研究所」とも言われるＮＩＨは米国最古の医学研究拠点のひとつで、ノーベル賞の受賞はこれまで１０１回。積極的に研究資金の提供も行っており、ＮＩＨが関与した研究によるノーベル賞受賞者となると１６９人を数える。敷地の中央に位置する10号棟の廊下にはノーベル賞受賞者たちの顔写真がずらりと掲げられ、１９８７年に免疫グロブリンの遺伝子構造を解明したことでノーベル医学・生理学賞を受賞した利根川進や先に触れた本庶佑のものもそこにある。

２０２０年度予算は約３７０億ドル（約４兆円弱）でＮＡＳＡ（航空宇宙局）の約１・５倍。同じく国立で、２０１５年に発足した「日本版ＮＩＨ」日本医療研究開発機構（ＡＭＥＤ）の予算は約１２００億円ほどだから30倍以上、文部科学省所管の日本学術振興会が行う「科学研究費助成事業」、いわゆる科研費の２０２２年度予算は２５３３億円だが、もちろん遠く及ばない。

今から１００年以上前、１８８７年に設立された当初のＮＩＨはニューヨークのスタテン島で移民の検疫をする小さな施設だった。配属された医師は１人、顕微鏡もたった１台しかなかったという。

現在のＮＩＨはメリーランド州ベセスダに東京ドーム35個分、４００エーカーの敷地を構え、国立がん研究所（ＮＣＩ）や国立アレルギー・感染症研究所（ＮＩＡＩＤ）、国立心肺血液研究所（ＮＨＬＢＩ）、国立ヒトゲノム研究所（ＮＨＧＲＩ）などの研究施設の他、国立医学図書館や臨床センター、情報テクノロジーセンターなど27もの組織を擁する。スタッフは約１万８０００人、うち医師や研究職員ら約５０００人の科学者と日本を含む世界各国からの留学生約３０００人が日夜、研究に没頭している巨大研究機関である。

小林の言葉を借りると、「他に似たような組織がないので説明しにくいですが、生命科学や医学に関するさまざまな分野の独立した研究所の集合体です」ということになる。

話が横に逸れるが、ＮＩＨと州道３５５号線を挟んで立つのがウォルター・リード米軍医療センター、別名「プレジデント・ホスピタル」だ。米国国立海軍病院と呼ばれた昔から、歴代大統領やその家族のかかりつけの病院になっており、１９６３年に銃撃を受けて暗殺されたＪ・Ｆ・ケネディの検死が行われたのも、２０２０年10月にドナルド・トランプが新型コロナウイルスの治療で入院したのもこの病院だった。お隣のワシントンＤ.Ｃ.が政治家と官僚の集う街なら、ベセスダは医師と研究者にあふれた街と言える。

小林はそのＮＩＨの終身の主任研究員であり、ＮＣＩに所属する。大きいとは言えないが自身の研究室を持ち、ＮＩＨ長官賞をはじめとする数々の賞を受賞している。小林が所属するのは「分子イメージング」という部署で、がんの治療法を研究する部署ではなく、「がんを見るための部署」である。

39歳でのリスタート

小林のアメリカでの研究生活が当初から順調だったわけではない。

１９９５年から3年間、ＮＩＨに一度留学しているが、その時は帰国。２００１年に39歳で、優れた科学者や際立った才能を持つアスリートやアーティストなどに発給される「卓越能力者ビザ（O-1）」を取得し改めて渡米、正式にＮＩＨの研究員となっている。必要があれば無期限に延長ができる特殊なビザではあったが、年齢も年齢だった。

小林は背水の陣で留学の際に世話になったトマス・ワルドマンの研究室で働いたという。

「はじめのうちは日中にボスの研究の手伝いをして、深夜になってから自分の研究に取り組むという感じでした。使いたい機械や共用の装置はどうしても夜中の1時2時にならないと空かない。だから家族で暮らしているコロンビアの家の他に自分が寝泊まりするアパートをＮＩＨのそばに借りて、そこで仮眠を取るという生活が続きました。そのうちアパートに帰る時間ももったいなくなって、ほとんど毎日、研究所のソファで寝泊まりするようになってしまったんですが」

当時のテーマはがん細胞だけを選択的に、効率よく見つけることができる画像診断法を開発することだったが、自らの研究に費やす時間は限られていた。慢性的な寝不足のまま1年が経ち、2年目も終わりに差し掛かった頃、ＮＩＨでいくつもの研究室（ラボ）を束ねるピーター・チョイキから声をかけられた。チョイキは抗体を使った画像解析法の開発などに取り組んでいた研究者だった。

「うちのラボにある機械を使ってみるかい？」

「え？」

「困っているんだろう？」

「いいんですか？」

「ああ、いいよ。君の論文も読んだ。実におもしろそうじゃないか」

小林はこの時、「ひとりじゃないんだ」と思ったという。「見てくれている人もいるんだ」と。

本人はただ愚直に研究を続けていただけだったと言うが、小林が「ピート」と呼ぶチョイキのおかげで、研究は目に見えて捗った。

睡眠時間を削る生活は変わらなかったものの論文数も増え、チョイキ博士のもと、NCIで主任研究員として「分子イメージング」で研究室を持つことになったのだ。予算は少なかったが集中して自分の研究ができる環境がこの時ようやく整い始めた。小林が43歳の時である。

「小さいながらもようやく自分の城が持てた感じでした。振り返ればあっという間でしたけど、暗中模索の時期が長かったので、やっと、という感じでしたよね」

とはいえ終身在職権《テニュア》を得るのは8年後、2013年のことである。

こうしたエピソードは不要に思われるかもしれない。だが、光免疫療法という治療法が「なぜ誕生したのか」という側面からは重要な要素に思える。今後も記していくことになるので、ご理解を賜りたい。

〈ナノ・ダイナマイト〉

小林が研究室を持ってから光免疫療法の「発見」まで4年、オバマが取り上げ注目を浴びるまで7年、日本で早期承認がなされるまで15年。

小林が開発した光免疫療法とはどのようなものなのか、少し詳しく見ていきたい。

光免疫療法は4つのステップからなる。

①「薬剤の注入」　IR700と抗体などを結合させた複合体を薬剤として患者に点滴し、狙ったがん細胞と結合させる。
②「近赤外線の照射」　薬剤投与の約1日後、患部に近赤外線を照射する。
③「がん細胞の破壊」　近赤外線の光エネルギーでIR700が化学変化を起こし、結合していたがん細胞の細胞膜に無数の傷がつくことでがん細胞が破壊される。
④「免疫系の活性化」　がん細胞が破壊されると周辺の免疫細胞が活性化し、がんに対してさらなる攻撃を開始する。

本書を注意深く読んでこられた方なら④を見て疑問に思うかもしれないが、今は先に進もう。

この4つのステップはこう考えるとイメージしやすいかもしれない。①スイッチを入れない限り爆発しない安全な爆薬、いわばダイナマイトを狙った場所に設置する。②スイッチを入れる（近赤外線が信号となる）。③信号を受け取ったダイナマイトが爆発する。④がん細胞があった時は抑制されていた免疫細胞が、がん細胞が死んだことで元気になって、ダイナマイトが届いていないがん細胞や信号が届かない範囲にあったがん細胞を攻撃し始める。

ダイナマイトというのはオーバーな言い方ではない。がん細胞の壊れ方について小林は「まるで人体の内側に小さなダイナマイトを仕掛けられたような感じ」と言い、IR700と抗体の複合体を〈ナノ・ダイナマイト〉と名づけている。

「光が当たった瞬間にがん細胞の細胞膜が破壊されていくので、がん細胞は瞬間的に死んでいきます。がん細胞の表面にナノレベルのダイナマイトを無数に仕掛けて、そこに近赤外線のエネルギーで〝起爆スイッチ〟をオンにするようなものです」

爆薬ーIR700

まずIR700である。冒頭で簡単に説明したが、青色の蛍光物質であり人工色素だ。

がんのイメージング、画像解析を行うのが小林の実験のそもそもの目的だったため、近赤外線を受けると発光する色素でがん細胞に色づけしようとしていたのである。

ＩＲ７００の元になっているフタロシアニンという有機分子は一般的には染料や顔料として広く使われている物質だ。常温域では非常に安定していて、水や熱に強い。先に述べたように強度を要する道路標識や東海道・山陽新幹線の青いラインの部分などにも使われている。時速３００キロオーバーで太陽光や風雨に晒され続けるために必要な強度を考えると、人体の中で勝手にバラバラになってなにか悪さをすることは考えにくい。

同時にこの物質は近赤外線をよく吸収する光感受性物質でもある。この性質を利用してＣＤ-Ｒなどの光記録媒体にも利用されている。これを水溶性にしたのがＩＲ７００だ。小林は言う。

「懇意にしていたライコア（・バイオサイエンシズ）社というネブラスカ州リンカーンの小さな化学メーカーがラボに持ち込んできたのがきっかけでした。ただ、そのままだと抗体と結びつけた時に使いにくい。これじゃウチでは使えないからと細かい調整をしてやる必要があった。そうして実験や治療に使えるようにしたわけです」

小林本人がメーカーの担当者と直接やりとりして分子構造のレベルに及ぶ調整を行っ

たという。のちにも触れるが、小林は米国の化学雑誌の編集委員を何誌も兼任するほどの〝化学者《ケミスト》〟でもある。

IR700の分子構造は、不溶性のフタロシアニンを水溶性に変えるため、骨格の中心にケイ素原子（Si）を組み込み、その上下に側鎖《そくさ》として、水和しやすいスルホ基を結合させている。当時、小林の助手をしていた〝化学屋〟の小川美香子に言わせれば「非常に扱いにくそうな化合物」である。

体内に投与されたIR700と抗体の複合体ナノ・ダイナマイトはがん細胞の表面に数千個から数万個結合する。そこに近赤外線を当てられると、フタロシアニンを水溶性にするために結合されていた側鎖がスパッと切れ落ちる。スルホ基を失ったフタロシアニンの骨格は水に溶けない元の性質に逆戻りし、瞬間的に分子形状を変化させる。小林は言う。

「この時IR700が付いた抗体はIR700の周りにクルッと丸まるように変形して、細胞骨格との結合部分であるタンパク分子を根こそぎ引っこ抜いてしまいます。そのタンパク分子はもともと細胞膜を杭のように貫いているものなので、それが引き抜かれると細胞膜にボコッと穴があく。それが1ヶ所ではなく、あちこちで同時多発的に起こる。

ボコボコボコボコと、たくさんの傷がつくわけです。そして、その傷口から周囲の水分が細胞内へ一気に流入していきます。すると、細胞の内側は水を溜められる許容量を超え、焼き餅のように膨らんで、ついには割れていく。細胞膜が内側からの水圧で物理的に破壊されていくのです。まるで内側に小さなダイナマイトを仕掛けられたような感じで細胞が割れていきます」

浸透圧の関係で細胞内に水が入り込むのだろうか。

「いいえ、細胞膜の内側と外側のイオン強度差の関係です。近赤外線を当てた直後から1秒も経たずにこの反応が始まります」

実は、この細胞傷害の詳細なメカニズムの理論的説明がついたのは「発見」の3年後、画像として確認できたのは実に9年後のことである。可能にしたのは高解像度の質量分析装置や特殊な高解像度の顕微鏡などの計測機器の新たな開発だったが、一度現象を「発見」すればすむわけではないのが研究者の仕事なのだ。

「2018年に島津製作所さんの最新の原子間力顕微鏡で観察したところ、IR700と結合している抗体分子が光を当てると一斉に変形するのが確認できました。考えていた理論と同じことが実際に起こっていたので安心しました」

細胞膜というのはリン脂質でできているいわば油の膜だ。少々傷がついたくらいでは壊れない。

「ところが一度に1万個もの傷口ができると細胞内部を外界と分ける細胞膜のバリアの機能が維持できなくなります。限度を超える水、細胞外液が細胞内に入り込んで、がん細胞が次々と破裂していくわけです」

ナノ・ダイナマイトは近赤外線を当てられなければ反応しない。また、がん細胞と結合しなかった場合、水溶性であるためそのままの形でいずれは尿として排出される。肝臓や腎臓に蓄積されることもなく、毒性に苦しめられることもない。「強力で安全な爆薬」と言えるだろう。

起爆スイッチ

ではダイナマイトを爆破させる、「起爆スイッチ」に当たる近赤外線とはどのようなものか。

近赤外線はすでに述べたように、家電のリモコンなどに使用される安全な光だ。光とは、広い意味では電磁波の一種である。ざっくり言えば、太陽光に含まれるのは波長の短い方から紫外線、可視光線、赤外線がほとんどで、赤外線は波長の短い方から近赤外線、中赤外線、遠赤外線に分けられる。紫外線より波長が短いものにX線やγ《ガンマ》線といった放射線があり、赤外線より波長が長いものにマイクロ波や短波、長波といった電波がある。波長が短い方がエネルギーが強く、長い方が弱い。

「使う光としては、まず生体にとって〝無害〟であることが何よりも大事でした。そのため遺伝子を傷つけるX線やγ線などの放射線や紫外線は使えない。放射線は細胞を殺してしまいますし、紫外線もシミやシワ、皮膚がんの原因になると言われているように細胞を傷つけてしまいます。この時点で使えるのは紫外線より波長の長い光ということになります。可視光はどうかというと、実際に可視光のレーザーを使うがんの治療法もありますが、可視光は体内のメラニンやコラーゲン、ヘモグロビンなどにほとんど吸収されてしまうんです。皮下ではわずか数ミリも透過しません。当初の画像イメージングの研究目的からすると問題ないのですが、体の中にある腫瘍を治療できない。そうなると、使えるのは細胞に無害な光の中では一番エネルギーの高い近赤外光ということになるわけです」

近赤外線ももちろん高出力で使えばやけどもするが、暖房器具や魚を焼くグリルで使われる遠赤外線に較べれば人体への熱吸収率ははるかに低く、実際、光免疫療法で使われる近赤外線照射装置の光に手をかざしてみても、テレビのリモコンに手をかざした時同様、まったく熱は感じない。

2009年、「がん細胞がぷちぷち壊れる」現象の発見後、小川は帰国してしまい、小林の研究室はしばらくの間、光永と二人きりになってしまった。イメージングの研究も行わなければならなかったし、二人は寝る間も惜しんで実験を繰り返した。特に690~740㎚という波長帯の近赤外線は比較的エネルギーの高い状態で患部に届くということがわかっており、光の波長はこの帯域に決めた。IR700がエネルギーを吸収する波長のピークも690㎚にピタリと合う。

だが、近赤外線は人体の場合、透過できるのは数センチ程度だという。がんが体表や体表近くにある場合には光免疫療法は有効であっても、体の奥にある場合はどうするのか。信号が届かなければ、がん細胞にくっついたダイナマイトも爆発しない。

「光ファイバーを挿せば光を届けられます。3センチくらいのがんであれば直径1ミリの光ファイバーを1本、5~6センチなら3本も挿せば充分かなと思います。その際には穿刺《せんし》が必要になってきます。例えば腹部なら超音波やCT画像をガイドにしてプラスティックチューブのついた注射針を刺します。部位によっては内視鏡を使うなど処置は異なってきますが、光ファイバーを患部まで持っていってやれば、光は届けられる」

スイッチのオン・オフ

こうして見てみると、このIR700と抗体の複合体であるナノ・ダイナマイトと近赤外線による「起爆スイッチ」の組み合わせというのはよく考えられている。

いずれも人体に安全なものだが、組み合わされると初めてがん細胞だけを狙って破壊する。このメカニズムもまた従来の三大療法やがん免疫療法にはないものだ。外科療法や放射線療法はもちろん、従来の抗がん剤や分子標的薬は投与した時点で薬が効きはじめ、スイッチのオン・オフという概念はない。これもまた画期的な点だろう。小林は言う。

「光免疫療法の場合、施術側がスイッチをオン・オフできるリモコンを持っているようなものなんですね。がんに対して、常にこちら側で手綱を握っている、コントロールできるような状況というのを、初めて作り出せたのかもしれませんね」

このメカニズムは、がん以外にも使えるのではないか。

特定の細胞を狙うことができるならば、ナノ・ダイナマイトをそこまで送り届けて「爆破」すればいい。

実際、小林はすでに別の応用例を考えている。

「仮に対象がバクテリア、細菌であっても可能です。すでにハーバード大学や慈恵医大で進められている研究ですが、バクテリアの抗原に対応する抗体にＩＲ７００をつけて光を当ててやるとバクテリアを破壊することができるんです」

光免疫療法の「近赤外線の光エネルギーで細胞膜を破る」というメカニズムは、生物の種差を問わない。

「狙った細胞をボンッと壊してやるだけです」

例えば関節リウマチの原因となる異常リンパ球を破壊してやれば、関節リウマチにも効果があるはずだ。シミやソバカスなど特定の老化細胞に目印をつけてそれを破壊してやるという美容への展開もあるかもしれない。

「爆薬」と「スイッチ」というメカニズムは、こうした可能性も秘めているのだ。

〈魔法の弾丸〉

だがその仕組みが機能するために肝心なことは、「爆薬」がきちんと目的地に送り届けられることだ。関係ない正常細胞を破壊したのでは意味がない。

その役割を担うのが抗体だ。

そもそも小林が光免疫療法の原型となるアイディアを得たのは京都大学の学生時代だ。〈魔法の弾丸《マジック・ビュレット》〉という言葉を聞いたことがあるだろうか。

免疫学の基礎を作ったドイツのノーベル賞受賞者パウル・エールリッヒ（１８５４～１９１５）が提唱した科学的概念で、「狙った病原体のみに効く特効薬」を指す。エールリッヒは秦《はた》佐八郎（１８７３～１９３８）と共同で化学療法剤の世界第１号となる梅毒の薬を開発したことでも知られる。

小林は大学４年生の時に、来日した生化学者セーサル・ミルスタインの講演でこの言葉を聞いたという。１９８５年頃のことだ。

「その頃、ちょうど免疫に興味を覚えはじめていた時期でした。そんな時に話題のミルスタイン博士が来日するというので、東京まで講演を聞きに行ったんです」

ミルスタインは抗体の専門家で、１９７０年代にそれまで不可能と言われていた「モノクローナル抗体」の大量生産技術を確立し、84年にノーベル医学・生理学賞を受賞している。モノクローナル抗体とは、「生体内のひとつの抗原（目印）だけをターゲットにできる人工抗体」のことだ。それまでの通常の抗体はポリクローナル抗体と呼ばれるが、動物の血清から作るため、いろいろな抗体分子が混ざっている。つまり、特定の細胞なりを狙いたくとも狙えない。それを、ひとつだけ狙えるようにしたのがモノクローナル抗体だ。

「僕は学部生の頃から、がん細胞だけを選択的に選り分ける方法がないか、と考えていました。三大療法では、がんだけを選択的に攻撃対象とすることができませんから。どうすればいいのかはまだわからないけれど、必ずどこかにヒントがあるに違いないと思っていたんです。がん細胞だけになんらかの目印が出ているなら、それを標的にすればいい。がん細胞まで自動で行き着く〝乗り物〟があれば、毒を積んで届けてやればいい。もしがん細胞だけを選択できたら、必ず治療に展開できる、そんなことをぼんやりと考えていました」

そんな時にエールリッヒの〈魔法の弾丸〉の話を聞いたのだ。

「ミルスタイン博士はモノクローナル抗体こそがエールリッヒの言う〈魔法の弾丸〉になるのだと言っていました。そして、いよいよ人工抗体が医学へ応用される時代がやってくると。その話を聞いていて、僕も確かにそうやな、抗体を使えば患者さんの体内でがん細胞だけを狙い撃ちにできるかもしれへんなあとぼんやり思ったし、自分なりに抗体のことをもっといろいろ勉強してみようと思ったんです」

小林は後に京大医学部で病理学教室に属することになるが、それは当時、病理学では抗体を使ってがんを診断する「免疫組織化学染色」が盛んだったからでもあったという。

あらためて高校生物基礎を思い出し、抗体と抗原とは何かを説明しておく。抗体とは体内にウイルスや細菌などの外来の異物が入ってきた時に、それらと結合して解毒、中和するなどして無力化する物質のことだ。この時の異物を抗原と呼ぶが、抗原に対応する抗体は1種類、ワンセットになっている。この抗原と抗体が結合する反応を抗原抗体反応と呼び、その関係は「カギ穴」と「カギ」に喩えられる。

抗体は「免疫グロブリン（Ig）」と呼ばれるタンパク分子で、体内で生成され免疫システムの一端を担う。インフルエンザならばその年に流行すると予想される型のインフルエンザウイルスを「予防接種」として少しだけ体内に入れておけば、2週間もすればそのウイルスを抗原として、ぴったり適合する抗体が作られる。体に抗体産生の準備が整うので、仮にインフルエンザが流行してウイルスが後から体内に入ってきても、すぐさま抗体が産生される。そのため、頭痛や発熱といった症状は現れるにせよ、ウイルスを撃退することができ、重症化もせずにすむ。これがワクチンの仕組みである。

ウイルスに限らず、どんな異物が侵入してきても対応できるよう、ヒトの体内にはもとから100万種類以上の抗体が備わっていると言われている。

分子標的薬

小林は言う。

「ですが、例の新型コロナウイルスのようにその防御ラインをやすやすと越えてくるものもあります。そうした時に、人工的に特定の抗原に結合する抗体を開発できれば、病原体の働きを抑制する治療薬として使うことができるわけですね。がんにも、がんの種類によって特定のタンパク質が発現しています。このタンパク質を抗原として結合する抗体が開発できれば、がんの治療薬として使える。こうやって開発されたのが分子標的薬に代表される抗体医薬です」

抗体はアルファベットのYの字の形をしている。大きさはわずか10nm（0・00001mm）程度。がん細胞も含め人間の細胞の大きさは平均で約20μm《マイクロメートル》（0・02mm）

と言われているので1000分の1から2000分の1ほどの大きさとなる。

電子顕微鏡で見ると、ナノサイズの抗体ががん細胞の細胞壁に貼りついた様子は、セミが家屋に止まっているようだという。

「がん細胞の表面をさらに拡大して見てみると、様々な機能を持つタンパク質でできた無数の突起物があります。細胞が外界から神経伝達物質やホルモンなどを受け取る受容体《レセプター》などもあって、細胞の中枢にあるDNAなどにさまざまな信号や情報を伝えたりもしています。こうした突起物がそれぞれのがん細胞を特徴づける目印、つまり、抗原になっているわけです」

例えば、がん細胞の増殖に関わるタンパク分子を抗原とした分子標的薬が開発できれば、がん細胞の増殖を止めることができる。がん細胞にだけ攻撃を加え、正常細胞への作用はほとんどない。そのため一般的な抗がん剤と比べても副作用が格段に少ない。

有名なところでは、一部の乳がんや胃がんに対する治療薬として使われる「トラスツズマブ（商品名：ハーセプチン）」という分子標的薬がある。

「乳がんはいくつかのサブタイプに分けられ、それぞれ治療方針も異なりますが、全乳がんのうち約2割を占めるHER2《ハーツー》陽性型というタイプは、HER2（Human

Epidermal Growth Factor Receptor 2／上皮成長因子受容体2）というタンパク分子が細胞表面に過剰に発現しています。このHER2抗原を標的としたのが1998年に誕生したトラスツズマブです」

HER2はがん細胞の増殖に関する情報を受け取るレセプターだ。そのためHER2陽性型の乳がんは、当然のことながら、ほかのタイプと比べて進行スピードも早く、かつては非常に治療の難しいやっかいながんだと考えられていた。

「そのHER2に結合し、抗体を介して免疫細胞にがん細胞の殺傷を促すのがトラスツズマブです。HER2はかなりがんに特有な増殖因子なので、結合することでがんの増殖・進行を抑えるんです」

トラスツズマブの登場で乳がん患者の置かれた状況は劇的に変わった。HER2陽性であれば、トラスツズマブによってがんの進行をかなり遅らせることができるのだ。他の抗がん剤や治療法と組み合わせて完治できる可能性も高くなった。

「トラスツズマブ以外にも、すでに多くの抗体が分子標的薬として認可されています。それらはすべて、がん細胞の個別の抗原と結合するように開発されたものです」

ミサイル療法

光免疫療法で最初に認められた治療薬の一般名は「セツキシマブ サロタロカンナトリウム」という。名前の最初の部分にある「セツキシマブ（商品名：アービタックス）」も代表的な分子標的薬のひとつだ。

セツキシマブが標的としているのは「ＥＧＦＲ（Epidermal Growth Factor Receptor／上皮成長因子受容体）」という抗原だ。すべてのがんの2割強に発現しており、頭頸部がん、乳がん、肺がん、胃がん、大腸がん、卵巣がん、前立腺がん、非小細胞肺がんなどに多く発現している。ＨＥＲ2同様、がん細胞の増殖に関わっているタンパク分子である。

セツキシマブは２００４年にＥＧＦＲを過剰に発現している転移性大腸がんの治療薬として欧州医薬品庁（ＥＭＡ）に認可され、その後２００５年に、同じくＥＧＦＲを発現している頭頸部がんの抗がん剤としても認められた。

「ただ、患者さん自身のリンパ球の力を借りたとしても、どんな抗体もがんを殺傷する能力はさほど持ち合わせていないんですね。あまり強すぎると自分の細胞まで殺してしまうことになりますから。狙ったがん細胞に辿りついて結合することはできます。それならば、抗体を〝乗り物〟として使ってやればいいんじゃないか、と考えたわけです。抗体に毒を載せてがん細胞まで運べば、がん細胞だけを狙い撃ちにできるはずだと」

抗体に抗がん剤などの「毒」をつけてがん細胞を攻撃する「ミサイル療法」という考え方自体は1970年代からあった。

「専門的には抗体薬物複合体（Antibody Drug Conjugate／ADC）と呼ばれますが、ミルスタイン博士の言う〈魔法の弾丸〉に毒を載せてやれば、誘導ミサイルのように狙ったがんを攻撃できる。若い頃は、がんとの戦いはこのミサイル療法ですぐ終わるだろうと思っていて、博士論文でもミサイル療法を基に独自の治療法を考えました。でも結局うまくいかなかった。今考えれば、がん細胞に発現している抗原は正常細胞にもわずかに発現しているんですね。そのため、あまり毒性が強いものを抗体に運ばせると正常細胞にも影響してしまいますし、論文を書いていた90年代半ば当時はまだ、人に使える抗体の種類も少なかったんです」

だが、光免疫療法の原点はこのミサイル療法だ。

「光免疫療法ではこの仕組みを応用して、セツキシマブをIR700の乗り物として使っています。セツキシマブは単体でもEGFRにフタをして、がんの増殖を抑える薬として使えるのですが、光免疫療法では純粋な〝運び役〟です。セツキシマブをＩＲ７００という爆薬で〝武装化〟して、誘導ミサイルのようにがん細胞を狙おうというわけですから、これはまさにミサイル療法の考え方ですよね」

9割のがんをカバーする

ここまで長々と抗体の説明をしてきたのにはわけがある。なぜ光免疫療法は「９割のがんをカバーする」ことが可能になるのか、その答えがこの抗体にあるからだ。

「光免疫療法は理論的に、それぞれのがん抗原に適合する抗体があれば必ず効果が出る治療法です。最初に認可された薬の抗体はセツキシマブで、ＥＧＦＲをターゲットにしています。でもＩＲ７００と結合する抗体を変えてやれば、別のがん細胞を狙うことができます。がん治療の分子標的薬としてＦＤＡ（米食品医薬品局）に認可されている抗体はすでに35種類以上あります。認可されていないものも含めれば、それこそ星の数ほどある」

これら抗体は分子標的薬として使う場合、がん細胞の働きを抑える役割を担うためには、ほぼすべてのターゲットにフタをしなければならないので大量に投与する必要がある。だが光免疫療法で使う場合はＩＲ７００が直接的に攻撃するため、使用量も圧倒的に少なくてすむという。使用量が少なければ、当然、医療費も安価ですむ。

「使用量は分子標的薬として使う時の約10分の1以下まで抑えることができます。もともと抗体の副作用というのは少ないのですが、量が少なければ副作用もさらに抑えられます」

２０２３年現在、光免疫療法はアキャルックスと名づけられたＩＲ７００とセツキシマブの複合体を使って一部の頭頸部がんに対応しているが、それはＥＧＦＲが最もポピュラーながん抗原だからだ。全がんの2割強に発現するＥＧＦＲは、乳がんのおよそ2割を占め、特に悪性度が高い「トリプルネガティブ」というタイプでも多く発現している。

「ＩＲ７００と、例えばトラスツズマブを結合すれば、ＨＥＲ２陽性型の乳がんや大腸がんなどにも対応できるようになるわけです」

光免疫療法の特徴は、この拡張性の高さなのだ。

実際、すでにマウス実験ではこのＩＲ７００＋トラスツズマブの複合体がＨＥＲ２陽性型の乳がんに効果的であるという。

「僕が光免疫療法が8割、9割の大部分のがん種に対応できるはずだと考えている論拠はここにあります。ほとんどのがん細胞には目印となる特異ながん抗原があって、対応する抗体もすでに見つかっています。たとえば胆管がんなら多くにCEAという抗原が過剰発現していますから、IR700とCEA抗体を合成してやれば胆管がんにも効くはずです」

ほとんどのがん抗原に対応する抗体がすでに市販化されていることが重要だと小林は言う。

「まずはそこにあるものを使いましょう、ということです。市販されている抗体を使った方が開発スピードも間違いなく速い。それに安い。そう考えるのが自然です。やっつけたいがん細胞の抗原に合致する抗体があれば、あとはIR700とくっつけてやればいい。そうすれば光免疫療法は作用するはずですから」

光免疫療法が「発見」される前、2009年5月に小林らは、4種類のがんを同時に光らせるマウス実験を成功させている。この実験結果は、IR700とさまざまな抗体を合成してやれば、それぞれのがん種にIR700を届けてやれることを示している。

「肺がん、乳がん、大腸がん、甲状腺がんを同時に発症させたマウスを準備して、それぞれのがん抗原に対応する別々の抗体と色素を結合させてマウスに注射しました。そうすると、狙った通り、それぞれのがん細胞が別々の色に光って、がんの種類を色で仕分けることができました」

２０２０年2月には名古屋大学の研究グループが、小細胞肺がんに特異的に発現するＤＬＬ3という抗原に対応する抗体とＩＲ７００を合成、細胞実験でがんを消すことに成功している。

「抗体医薬は今後も大いに発展していく分野だと思います」と小林は言う。

「実際、世界中の製薬会社がこぞって新しい抗体の開発に力をいれています。現在、アキャルックスにはセツキシマブを使っていますが、近い将来、さらにいい次世代型の抗体が開発される可能性もある。その時は新しい抗体と取り替えて新薬を設計してやればいい。光免疫療法はそういう設計の変更も容易です」

光免疫療法の真価

先に光免疫療法のメカニズムは「実にシンプルである」と書いた。「がん細胞だけを狙い、物理的に、『壊す』のだ。がん細胞と特異的に結合したＩＲ７００が、近赤外線を当てられると化学反応を起こし、がん細胞を破壊する。これだけだ」と。

今ではこのロジックがご理解いただけるはずだ。

だが、確かにメカニズムは「これだけ」なのだが、実は光免疫療法の効果は「これだけ」ではない。続きがある。

光免疫療法は、狙ったがん細胞を物理的に破壊すると同時に、がんに対する免疫力を上げる、いわば「二階建て」の治療法なのだ。小林は言う。

「がん細胞が壊れるまでが光免疫療法の前段階の働きですね。ここから先は患者さんの免疫の働きで、がん細胞が死んだという情報が免疫システムに伝わると、周辺の免疫細胞が活性化して、がんに対してさらなる攻撃を始めるのです」

これまでの三大療法、外科手術や放射線治療や化学療法はがん細胞を減らすことはできたが免疫細胞を増やすどころか減らすことしかできなかった。「第四の治療法」であるがん免疫療法は免疫は活性化できても、直接がん細胞を減らせるわけではなかった。ところが光免疫療法ではがん細胞を減らし、免疫を活性化する。これが光免疫療法の真価だと言ってもいいかもしれない。

「従来の方法は、いわば矛と盾のどちらかしかなかったわけです。そうした意味で、矛と盾を両方備えた光免疫療法は、まったく別種の治療法なのだということが伝わるといいなと思っています。がんの治療というのは、ある意味、戦争と同じかもしれません。敵であるがん細胞を減らして、味方である免疫細胞を増やしてやればいい。でも、そんな簡単なことが、今までの治療法ではできなかった」

再び高校生物基礎の復習をしておくと、免疫とは自分の体内から異質なものを排除し、体を一定の状態に保つ機能のことだ。体温なり血糖値なり、体の内部環境をある状態に保とうとする傾向を恒常性とかホメオスタシスと呼ぶが、免疫は免疫細胞をはじめ、体のさまざまな機能を使って病原菌やウイルスといった異物を排除することで恒常性を保とうとする。例えば異物が体内に侵入してきた時に抗体を産生し、異物を無力化するなどだ。この免疫を司るシステムを免疫系という。では、光免疫療法はなぜ免疫系を活性化することができるのか。

小林は言う。

「IR700と結びついたがん細胞は近赤外線を当てると、ちょうど焼き餅のように膨らんでポンと割れて壊死します。実験の観察を続けるうちに、これは一般的な細胞の死に方ではなく、少し特殊な壊れ方であることがわかってきました。がん細胞を追撃する免疫細胞にとっても非常に望ましい壊れ方だったのです」

〝望ましい壊れ方〟とはどういうことか。

「光免疫療法でのがん細胞の壊れ方というのは、細胞膜が破れるだけの極めて単純、物理的な壊れ方です。がん細胞の組織を包み込んでいる薄い膜が破れるだけなので、その内側の構成分子にはいっさい傷はつかないんですね。ここが重要なポイントなんですが、この壊れ方は〈アポトーシス〉ではありませんし、一般的な〈ネクローシス〉に近いが少し様子が違う」

アポトーシスとネクローシスは生物学用語でいずれも細胞死を表す。ただしアポトーシスは〈プログラムされた細胞死〉と言われる細胞本来の寿命による自然死を指し、ネクローシスは〈制御されない細胞死〉と定義される。前者が「自然死」「衰弱死」だとすれば後者は「事故死」「変死」である。

細胞にはあらかじめ決められた寿命がある。

「腸壁の細胞のようにわずか2、3日しか寿命のない細胞もあれば、免疫の記憶に関わるメモリー細胞のように数十年から100年にもわたって生きるものもあります」

細胞の寿命はさまざまだが、すべての多細胞生物は古い細胞と新しい細胞を入れ替える「新陳代謝」を繰り返している。正常細胞はあらかじめプログラムされた通り、一定の時間が経つと自然と死ぬように設計されており、おかげで新陳代謝が進む。

「この細胞の自然死、アポトーシスがうまく機能しないと細胞は無限に増え続けることになります。多くのがん細胞がそうですね。基本的にはアポトーシスを起こしにくく、無限に増殖する。ごく稀にアポトーシスを誘発して死ぬものもありますが、その場合はミイラのようにだんだんと萎んでいくだけです」

〈事故的細胞死〉とも言われるネクローシスは何らかの外的要因で細胞が突然死することだ。

「怪我や外科手術で細胞が割れたり、切れたり、やけどで熱変性をしたり、放射線で中身もろとも焼かれてしまったり、といった細胞の死に方はネクローシスに当たりますが、そうした場合、細胞の中身も何らかの傷を負うことが多い」

光免疫療法のがん細胞の壊れ方もこのネクローシスの一種ではあるが、少々違う。細胞膜が壊れただけで、核や細胞質といった中身がきれいに残っている。熱変性も起こしていなければ化学物質の影響もない。こうした〈免疫原性細胞死〉がピュアな形で一斉に起こるという特殊な死に方になる。

「大量のがん細胞が短時間に一斉に免疫原性細胞死を起こし、その中身がぶちまけられると、次の瞬間、その周辺にいる免疫細胞たちが壊れたがん細胞の中身をぱくぱくと食べはじめます。さまざまな免疫細胞たちががん細胞の情報を次々に取り込んで一斉に消化・分解していくのです」

これが〝望ましい壊れ方〟なのだ。

「言い換えれば、いっせいに細胞膜が破けることでがん細胞の全情報が周囲に大量に放出されるんです。無傷で、フレッシュな状態で」

まず情報収集の役割を果たす免疫細胞たちががん細胞の内容物を自身に取り込み、攻撃すべきがんのさまざまな抗原情報を収集する。次にその情報を攻撃する免疫細胞に伝える。

「抗原提示と言うのですが、これで倒すべき異物であるがん細胞の抗原情報が周囲に伝わります。すぐ近くでこんながん細胞が死んだぞ、犯人の仲間がうろうろしているようだ、急いで捕まえろ！という感じで免疫システムが起動するのです」

がん治療の厄介なところは、外科手術なら取り残しがあったり、抗がん剤や放射線でもすべてを倒しきれなかったり、微小ながん細胞が原発組織以外にも飛び散っていたりすることだ。だが光免疫療法で治療した場合、そうした「捕え損ね」のがん細胞を、患者本人の免疫が探し出して倒してくれるというのだ。

この時、壊れたがん細胞の中身が無傷でフレッシュでしかも大量であればあるほど、「指名手配犯」であるがん細胞の〝顔つき〟や身元情報も正確に伝わるのだという。

「それまでは正常細胞との区別があいまいだったがん細胞についても、よりハッキリとコイツが敵だと認識することができ、さらなる波状攻撃を加えることが可能になります。免疫学では〈プライミング〉と呼んでいますが、どのがん細胞を攻撃対象にするのか、攻撃役の免疫細胞に学習させているわけですね。そして、特定のがん細胞が認知されると、そのがん細胞を攻撃するのに適した良質な免疫細胞の数が急激に増えていきます」

そのため免疫原性細胞死であることが重要なのだ。

「細胞がしわしわと萎んで死んでいくだけではダメなんですね」

免疫原性細胞死の利用を試みたがんの治療法は以前からあった。しかし多くの場合、がん細胞の壊れ方がきれいではなく、中身に傷がついてしまったり、熱で変性してしまったりしていた。あるいは、がん細胞だけが死ぬのではなく、周囲の正常細胞や免疫細胞までが死んでしまっていた。この「がん細胞の免疫原性細胞死をきっかけに免疫システムを起動させる」というアプローチを初めて成功させたのが光免疫療法なのだ。

なぜ光免疫療法という名前に「免疫」の2文字が入っているか。

それは、がんに対する患者自身の免疫の力を引き出すからだ。

「まだマウス実験の段階にはなりますが、光免疫療法は同種のがんに対するワクチンの効果があることが確認されています。光免疫療法で治療したがんが再発した場合、免疫細胞がいち早く反応してがん細胞に攻撃を加えることができるのです」

3年以上をかけて作った特殊なマウスモデルを使った実験は次のようなものだ。

「一度植えたがんをまず光免疫療法で治します。そのマウスにもう一度、がんの腫瘍を打ち込むのですね。がん細胞を数百万個の単位で移植するのですが、どれだけ移植してもマウスにはがんが根付かない。がんが再発しないのです」

さらに小林は、この免疫原性細胞死がもたらす以外の免疫活性を高める方法も編み出している。制御性T細胞へのピンポイント攻撃である。

免疫はがんを殺せるか

制御性T細胞の話に入る前に、私たち一般人が抱いている疑問を解消しておきたい。

つまり、人間が本来持つ免疫系が活動するだけで、がんを抑えることはできるものなのかということだ。小林が解説する。

「後天性免疫不全症候群（ＡＩＤＳ）、いわゆるエイズの患者さんが高い割合でがんにかかりやすいというデータがあります」

ヒト免疫不全ウイルス（ＨＩＶ）に感染した患者の多くが血管性の腫瘍である「カポジ肉腫」やリンパ球ががん化する「悪性リンパ腫」に罹患する。

「免疫不全の人が高い確率でがんになるというのは、逆に考えると、免疫システムが健全に働いている場合、それだけでがんの発生を押さえ込んでいるということです。ですから、がん治療の最適解としては、これまでの三大療法のようにがん細胞を攻撃するだけではなく、体中の免疫を適切に活性化させてやることが必要なんです」

がん細胞は健康な人間であっても一日に５０００個ほど発生しているという。がん細胞が生まれる原因のひとつは細胞分裂の際の遺伝子情報のコピーミス。膨大な数のミスが生じているようにも思えるが、人間の体を構成する細胞の数は60兆個とも言われている。60兆のうちの５０００個と考えればさほどの割合ではない。ともあれそうやって発生したがん細胞を日々、退治しているのが私たちの体の免疫機能なのだ。これを「がん免疫監視説」という。1950年代に「近代免疫学の始祖」と言われるフランク・バーネット（1899〜1975）が唱えた説だ。

小林は言う。

「がん免疫監視説は理論としては非常に古いものですが、僕も基本的には同じ考えです。防御システムとしての免疫がほどよく活性化してがんを押さえ込める状況になっていれば、たとえ毎日がん細胞が生まれたとしてもなかなか増殖できないはずなんです」

「第四の治療法」である「がん免疫療法」も同じ考えに則っている。

京都大学の本庶佑特別教授と米国テキサス大学のジェームズ・アリソン博士はそれぞれ「オプジーボ」「ヤーボイ」という免疫チェックポイント阻害薬の生成に貢献し、2018年、ノーベル医学・生理学賞を共同で受賞した。選考にあたったスウェーデンのカロリンスカ研究所はこう発表している。

「本庶氏とアリソン氏は、私たちの体に備わった免疫細胞を利用して、あらゆるタイプの腫瘍の治療に応用できる新しい治療法を開発した。がんとの戦いに新しい道を切り開いた画期的な発見である」

ノーベル賞授賞式の晩餐会のスピーチで本庶は次のように語った。

「われわれの発見は始まりにすぎず、がん免疫療法は感染症の治療薬となったペニシリンと同じように医療を根本的に変えるものだ」

オプジーボは日本では2008年に治験がスタート、12年に提出した第I相試験結果の論文では、「末期がん患者の20ないし30%に有効」「269名の末期がん患者に実施して、完全寛解、有効例が非小細胞性肺がん、メラノーマ、または腎細胞がんに認められた」と報告された。14年、「悪性黒色腫（メラノーマ）」に適応する治療薬として厚生労働省の承認を受け、翌15年には「切除不能な進行・再発の非小細胞肺がん（NSCLC）」への適応拡大が認められた。現在はこの他、腎細胞がん、頭頸部がん、胃がん、ホジキンリンパ腫などにも保険適用となっている。

だがこの免疫チェックポイント阻害薬も完璧とは言えなかった。

小野薬品工業の公式サイトによれば、肝機能異常や脳機能障害、甲状腺不全に陥る患者も一定数おり、14年から20年1月までの約6年間で127人が死亡したとしている。

小林は言う。

「人体というのはとても複雑にできていて、免疫の作用が強ければそれでオーケーという単純なものではないんです。時には免疫が効きすぎて、マイナスに作用してしまうこともあるんですね」

「アレルギー」というのは過剰な免疫反応が原因のひとつだ。「自己免疫疾患」もまた免疫が正常に機能しなくなることで自分の体を自分で攻撃してしまう病気だ。花粉症やアトピー、円形脱毛症も自己免疫疾患が原因となることがあり、例えば円形脱毛症は毛根の細胞が異物と認定されて免疫細胞に攻撃されてしまうことで起こる。免疫が正常に働かないために引き起こされる病気には「悪性関節リウマチ」や「全身性エリテマトーデス（ＳＬＥ）」など難病指定されているものもある。

新型コロナウイルス流行の際も話題になった〈サイトカインストーム〉という症状は免疫が暴走することで起こるが、多臓器不全を引き起こして死に到ることもあり、この現象はがん免疫療法として認可されている免疫チェックポイント阻害薬やＣＡＲ-Ｔ療法でも報告されている。

免疫はがんを殺せる。だが、自身を傷つけ、殺してしまうこともありうるのだ。

制御性Ｔ細胞

それでも疑問は募る。では、本来の免疫でがんを殺せるなら、なぜがんは増殖してしまうのか。

その理由のひとつと言われているのが「制御性T細胞」である。

ここで再び高校生物基礎に戻り、免疫系における免疫細胞の役割に触れておこう。

体内に異物が侵入してきた際に異物をまず攻撃するのが「ナチュラルキラー細胞（NK細胞）」と呼ばれるリンパ球や白血球の一種である「好中球」、大食細胞とも呼ばれる「マクロファージ」、これらと並んで食細胞に分類される「樹状細胞」などの免疫細胞たちだ。病原体を食べたり殺菌性物質を放出することで病原体を攻撃したりする。血中やリンパ液中にあらかじめいるので異物にも素早く対応するが、対象を特定して攻撃するわけではなく、異物とみれば攻撃する。これは「自然免疫機構」と呼ばれる。

一方、「獲得免疫機構」という仕組みもある。これが光免疫療法が活性化する免疫機能だ。マクロファージや樹状細胞は異物を食べると、先述した「抗原提示」を行う。がん細胞の詳細な情報を仲間に伝えるのだ。この時情報を受け取るのが「T細胞」などのリンパ球である。

白血球の約3割を占めるリンパ球はリンパ液と血液の中を行き来しながら異物を排除するパトロール隊として機能している。リンパ節は全身に約500ヶ所あるというが、風邪を引いた時にアゴの下や脇の下にあるリンパ節が痛むのはリンパ球が異物と戦って炎症を起こすためだ。

T細胞は免疫システム全体の司令塔と兵隊の役割を兼務する。血中リンパ球の60～80%を占めると言われ、胸腺（Thymus）で成熟することからT細胞と呼ばれる。さまざまな種類があるが、提示された抗原を認識して、がん細胞ならがん細胞を攻撃するものは「キラーT細胞」、抗原の情報を他のリンパ球に手渡したり免疫系を活性化したりするものは「ヘルパーT細胞」、再び異物が体内に侵入してきた時にすぐさま対応できるよう抗原の情報を記憶するものは「メモリーT細胞」と呼ばれる。「制御性T細胞」もこの仲間である。リンパ球は他に、先に挙げたNK細胞や「B細胞」があり、「B細胞」はリンパ球全体の20～40%を占めると言われ、獲得免疫機構の要だ。ヘルパーT細胞から抗原の情報を受け取り、抗体となるタンパク質の一種、免疫グロブリンを作り出す。抗体を産生するには数日から2週間を要するが、１００万種類以上の型に対応する。

制御性T細胞の役割は、キラーT細胞のような攻撃的な免疫細胞が過剰に働きすぎないように全体を見張って制御することだ。免疫システムに適切なタイミングでブレーキをかけ、免疫全体の舵を取る。

例えばなぜ妊婦の体は胎児を異物と見なさないのか。父親由来の遺伝子を持つ胎児が攻撃されないのは考えてみれば不思議だが、胎児を攻撃しようとする免疫の働きに制御性T細胞がブレーキをかけているのだ。これを「免疫寛容（免疫抑制）」という。

がん細胞が利用するのもこの制御性T細胞だ。

〈免疫システムの守護者〉

制御性T細胞が坂口志文大阪大学特任教授（同栄誉教授、京都大学名誉教授）によって世界に先駆けて発見されたのは1980年代、制御性T細胞と名づけられたのは2000年のことだ。坂口はガードナー国際賞、コッホ賞など数々の国際的な賞を受賞、今、日本人でノーベル医学・生理学賞にもっとも近いと言われている免疫学者のひとりだ。

坂口が発見した制御性T細胞が免疫システムのブレーキやバランサーとして充分に機能しなくなると、攻撃的な免疫細胞の活動を抑えることができなくなり、異物（非自己）だけでなく、正常細胞（自己）への攻撃を始めてしまう。免疫システムが暴走するのだ。こうした性質を評して、坂口は制御性T細胞を〝免疫システムの守護者〟と呼ぶ。

ところがこの制御性T細胞の働きを利用するのががん細胞だ。妊婦のお腹にいる胎児と同じように、攻撃的な免疫細胞から自分を守る免疫抑制の状態を作り出してしまう。これをがん細胞の「免疫逃避機構」と呼ぶ。小林に解説してもらおう。

「どうしてこのようなことが可能になるかと言うと、がんは成長して、進化を続ける中で、免疫チェックポイント分子と呼ばれるT細胞のブレーキ役の分子に目をつけるんですね」

「免疫チェックポイント分子」とは制御性T細胞に限らずT細胞ならその表面にある分子群で、体内に侵入してきた抗原をチェックする。まさに検問所（checkpoint）として機能している。

「PD-1という免疫チェックポイント分子がT細胞には常に発現していますが、がん細胞の中には、このPD-1とぴったり適合するPD-L1という分子を細胞表面に発現させ、免疫細胞とぴったり結合してしまうものがいるのです。すると当然、PD-1はチェック機能を失いますから、がんは異物として認識されなくなる。これが制御性T細胞で起こると、これ以上がんを攻撃するなというフェイク情報が発せられて、がんを攻撃する免疫の働きにブレーキがかかってしまうのです」

このがん細胞と免疫チェックポイント分子の結合を阻止しようというのがオプジーボ

などの免疫チェックポイント阻害薬だ。本庶らは、T細胞上のPD-1と結びつくPD-1抗体を人工的に作り出すことに成功した。この抗体はPD-L1を発現するがん細胞とT細胞が結びつく前に、あらかじめPD-1にフタをしてしまうのだ。こうすればT細胞は機能を抑制されることなく、がんを異物として攻撃する免疫本来の活動を取り戻すはずだというわけだ。

ところが実際には免疫が暴走するサイトカインストームが起こったり、オプジーボを投与した途端、がんが急激に活性化する「ハイパー・プログレッシブ・ディジーズ(HPD:Hyper Progressive Disease)」という現象を引き起こしたりしてしまうことがある。

これはなぜなのか。

「全身のがんが消えた」

「オプジーボに限らず、他の免疫チェックポイント阻害薬でも同じですが、どのT細胞に働きかけるかという選択ができていないことが問題なんです」と小林は言う。

オプジーボはがんを攻撃するキラーT細胞だけでなく、制御性T細胞を含むすべての

T細胞のPD‐1にフタをする。キラーT細胞は活性化するかもしれないが、制御性T細胞もフタをされたことで活性化する。つまり、制御性T細胞がより強いとキラーT細胞はがん細胞を攻撃できなくなり、がんが急増する原因になると考えられる。あるいは、がん以外の場所にもともと攻撃的なキラーT細胞が多ければ免疫の暴走を招くのかもしれない。オプジーボに限らず、キイトルーダやバベンチオなど他の免疫チェックポイント阻害薬でも同じ仕組みだという。

小林が光免疫療法で行おうとしているのも制御性T細胞に対する攻撃だが、こういったがん免疫療法におけるアプローチとはまるで異なる。

制御性T細胞にも特有の抗原がある。CD25というこの抗原に結合する抗体に、やはりIR700をくっつけてやる。この複合体は全身に広がることになるが、光免疫療法の特徴のひとつは「近赤外線をスイッチにする」ということだ。

「がん細胞を破壊するのと同時に、腫瘍周辺の制御性T細胞だけを選択的に壊してやれば、がんを攻撃する免疫のみがさらに活性化してがんに攻撃を加えるはずだというわけです」

制御性T細胞がいなくなってしまうと、坂口の言う〈守護者〉がいなくなる。そうなると免疫システムが暴走してしまいかねないが、光免疫療法では全身の制御性T細胞が壊されるわけではない。実際、IR700と抗CD25抗体を接合した複合体を肺がん、大腸がん、甲状腺がんなどを移植したマウスに投与し、腫瘍周辺部に近赤外線を当てる実験を行った結果、光を当てた場所だけ急速に制御性T細胞が消え、その代わりに腫瘍周辺の免疫細胞が活性化したという。

「制御性T細胞だけを叩いて落とす（選択的に破壊する）この実験では、がん細胞と直接結びつく抗体は使っていなかったにもかかわらず、合計70匹のマウスのがん細胞が1日以内にすべて縮小、もしくは消滅して、マウスの生存も延長されました」

がん細胞を直接攻撃しなくとも、免疫力が回復することでがんを駆逐できる可能性があるというのだ。さらにこんな実験も行っている。複数のがんを移植したマウスの患部1ヶ所だけに光を当てたところ、全身のがんが消えたという。

「これは腫瘍周辺の制御性T細胞が減ったことで攻撃力の高い免疫細胞が目覚め、全身のがん細胞への攻撃を開始したのだと考えられます。理屈としては、がんへの攻撃を抑制していた制御性T細胞の防御を解いてやれば、がんに対する免疫が強く活性化されます。近赤外線が届かないような場所や遠くに転移したがんも攻撃できると期待できるのです」

すでに日本でも転移性肝腫瘍を有する進行性固形がんを対象に、制御性T細胞だけを攻撃する治療法の治験も開始されている。IR700と抗CD25抗体を接合した複合体はRM-1995と名づけられている。これが実用化に到れば、がんを直接壊し、免疫を上げるという小林の目指す形がようやく整うことになる。

「これこそ光免疫療法が〝二階建て〟の治療である強みを発揮できるやり方だと僕は考えています」

偶然か戦略か

こうして見てくると、一見シンプルに見える光免疫療法という治療法が、実は意図してシンプルに組み上げられているように見える。

小林の最初の発想は〈魔法の弾丸〉だったという。

確かに、抗原抗体反応を使えばがん細胞だけを狙うことは可能なのだろう。だが、そこで小林は抗体に毒を運ばせない。例えば分子標的薬とはそういう発想であるはずだ。

あるいは小林も「基本的に同じ考え」と言っていたがん免疫監視説に従うならば、人間の免疫力を高める方向に研究が向かないだろうか。例えばがん免疫療法といった方向に。

がん細胞だけを狙う薬剤を作る際に、現代の最先端科学であるゲノム編集のアプローチを取ることもない。これについてはなぜかと聞いたことがある。

「遺伝子にはノータッチです。なぜなら、がんは遺伝子の病気ですが、患者の体に病を起こすのはがん細胞です。だから、目の前にあるがん細胞そのものに狙いを定めて、ボンッとぶっ壊してやったほうが効率的だし、論理的でしょう」

わかりやすい言い方ではあるが、別の機会にはこのような言い方もしていた。

「患者の遺伝子をいじってしまったら、仮に治療が成功した場合でも、医者は数年後、数十年後にもその遺伝子が変異しない、暴走しない、と言い切れるのかということです。これは一般にはあまり知られていないかもしれませんが、患者さんの免疫細胞の遺伝子改変を行うCAR-T療法が、FDAから術後の経過観察を15年間も義務づけられているのはそういうことだと思うのですよね」

遺伝子治療を否定しているわけではないという。

「CAR-T療法だけの話ではないんです。遺伝子を操作する場合、経過観察に何年必要なのか、不要なのか。何が起こるか予想できていないのに、現在はその線引きもあいまいなままです。でも、予期せず起こったことの責任の所在がうやむやなまま、医者が治療をしてはまずいと思うんですよね。だから僕は、がんの画像診断や治療法を研究する中でも、なるべく遺伝子をいじる方向へは行きたくなかった。患者さんの体内で病気を起こしているがん細胞だけを狙い撃ちするというアプローチを取っているのはそういうところもあります。そこにある病原をサッと取り除くだけの話。これが僕の基本的な考え方です」

ＩＲ７００の元になったフタロシアニンという物質の強固な耐久性。家電のリモコンにも使われる近赤外線の安全性。がん細胞と正常細胞を選り分けられる選択性の高さと拡張性。物理化学的にがん細胞を破壊する確実性と、それによって実現する免疫原性細胞死と免疫系の発動。最終的には人間の持つ本来の免疫が正常に機能することで体中のがん細胞を駆逐する。シンプルな中にどこにも深甚な危険性がなく、かえって治療法としての発展性のみを宿しているように見える。

この精緻な仕組みは偶然に辿り着いたものなのだろうか。

イメージングがもたらしたもの

小林らが光免疫療法を「発見」した時、彼らが行っていたのは本来、がんの画像診断のための実験だった。小林が所属するのはＮＩＨに連なるＮＣＩ（国立がん研究所）の「分子イメージング」という部署だ。マウスのがん細胞だけを選択的に光らせることができれば、検査や手術の際に役立つ。そういう研究を行っていた。実際、小林は20年近くがんの画像診断開発の研究者であり、トップランナーだった。

がんを体の外側から「見る」にはいくつか方法がある。

「レントゲン検査」と「ＣＴ（コンピュータ断層撮影）検査」はＸ線で患者の体を透かし見る方法だ。「超音波（エコー）検査」は超音波を、「ＭＲＩ（磁気共鳴画像）検査」は磁場と電波を使って体内を映し出す。

欧米のがん検診の現場でスタンダードになりつつあると言われるのが「ＰＥＴ《ペット》（陽電子放出断層撮影検査）」だ。放射性同位元素《ラジオアイソトープ》を使った核医学検査の一種で、今では「ＰＥＴファースト（がんが疑われたらまずＰＥＴを）」という標語があるほど精度が高いとされている。日本では健康診断で使おうとすると保険適用ではないので1回10万円前後かかるが、がんを早期発見できたという人も多い。

いずれの検査方法にも長所、短所がある。PETにも弱点があり、腫瘍の大きさが1センチに満たないようながんを見つけるのは苦手だ。脳も難しい。小林が言う。

「PETはがん細胞そのものを可視化しているわけではないんですね。がん細胞が正常細胞と比べてブドウ糖を何倍も吸収するという性質を利用して、ブドウ糖によく似た物質に放射性同位元素をくっつけて、それを取り込む様子を映しているわけです」

PET検査に使われる放射性同位元素が発する放射線は光の一種だから、その光を映し出すカメラがあれば可視化できる。モニター上に、放射性同位元素が多く集まったところが赤く光って映し出される仕組みである。だが同時に、放射性同位元素の動きを追うわけなので、ブドウ糖をよく吸収する細胞や組織も光ってしまう。例えば脳がそうだ。画面で見ると全体が真っ赤になる。これでは脳内にがんがあっても判別することができない。血糖値が高い糖尿病患者やその予備軍の人たちも診断の精度が下がってしまう。人によっては心臓や扁桃腺、舌下腺（唾液腺の一部）などが強く光ることもある。

「がん細胞だけを選択して発光させているわけではないので、誤認もあるわけです」

これまでの検査方法はいずれも目視での確認が重要だ。そのため医師は読影の修業を積む必要があるし、ヒューマン・エラーはゼロにはならない。実際、早期の胃がんなどは胃粘膜の軽い炎症とほとんど変わりないように見えるそうだし、初期の口腔がんはごく普通の口内炎に見えるという。

小林はがんの治療を医師としての目標に据えながら、大学を卒業してすぐは京都市内の総合病院の放射線科で、臨床医としてがん患者を診てきた。目視によるがんの診断の難しさは充分理解していたし、だからこそ検査する医師や環境の違いによらない正確ながんの検査法を生み出したいと思っていたという。

「昼間、空を見上げても星を見ることはできませんが、そこには星がないわけではなくて、ただ見えないだけですよね。夜になって空が暗くなれば、星はきちんと見えるわけです。これはがんを見るのと同じなんです。つまり明るい星と暗い夜空のように、コントラストを上げてやればがん細胞も体の中で光って見えるのではないか。そんなふうに、がんだけが正確に光って見える方法が作れたらいいなと考えていたんです」

〝見る〟ことと〝治す〟こと

レントゲンもエコーもCTもMRIも、PETでさえ、がん細胞そのものが見えるわけではない。

「特定のがん細胞と正常細胞を正確に区別するイメージングの手技、技術が確立されれば、そこから治療法へ転換できる可能性は大いにあると考えていました。〝見る〟と〝治す〟を繋ぐリンクがなんなのかはわかっていませんでしたが、まずはがんを選択的に見ることができるようになれば、がんだけを治す治療に結びつくはずだと」

そう考えるに到ったのには、小林が放射線科医だったことが大きいという。

「放射線科というのは、がんを〝見る〟のと〝治す〟のを両方やるんですよね。レントゲンもCTも放射線科で扱いますし、放射線治療もする。僕は診断も治療もやってたんです。だから、診断と治療は非常に近い作業だと感じていました。だからかもしれないですね」

言われてみれば、がんを〝見る〟ための物質をがん細胞まで届ける作業と、がんを〝殺す〟ための何かを届ける作業は、届けるものが異なるだけで同じ工程だ。

「具体的な道筋や方法が見えていたわけじゃないんですよ。でも、使う薬は1種類で、その薬ががん細胞とくっついた後、何らかの形でスイッチのオン・オフができればとは思っていました。そうすれば〝星を見るための暗い空〟を作ることができる。もちろんそのスイッチを何にするべきかはわかっていませんでした。なんらかの酵素でやるのか、それとも酸でやるのかとか。近赤外線の光エネルギーがスイッチに使えると考えたのはだいぶ後のことです」

2007年、小林は抗体と結びつけた蛍光物質ががん細胞と結合すると自然に「オン」の状態になって光りだすという実験に成功、論文を発表している。

これは2004年、当時東京大学大学院助手だった浦野泰照（現東京大学大学院薬学系研究科教授）という若手研究者との出会いがきっかけになっている。

浦野は特定の分子と反応すると、分子構造が変化して発光する蛍光物質の研究をしていた。浜松でのイメージングの学会で「蛍光物質の発光のオン・オフを制御できる研究」を発表したところ、たまたまその学会に呼ばれていた小林が聞いていた。

小林はかつて放射性同位元素を使ったがんの可視化には成功していた。だが放射性同位元素は放射線を出すため、検査を受ける人は被曝を避けられない。スイッチのオン・オフについても長年、考えを巡らせてはいたが、これといったアイディアには辿り着けていない。浦野の発表が始まった途端、小林は「これだ！」と思ったという。蛍光物質であれば、新たな薬剤を使わずスイッチをオンにしたのと同様の効果が得られる。その時になって、以前に米国化学会の学会誌で浦野の論文を読んだことを思い出したという。

小林は、発表を終えたばかりの浦野に駆け寄った。

浦野は小林に会場の外に連れ出され、その場で共同研究の申し出をされたという。一度は断ろうとしたが、結局、ＮＩＨと東大で共同研究をすることになった。

光免疫療法への道

同じ頃、小林は島津製作所の社長だった服部重彦（現相談役）の知遇を得ている。ＮＩＨのすぐ近くにあるＳＳＩ（Shimadzu Scientific Instruments, Inc.）の元社長で、ＳＳＩに立ち寄った際のことだった。

「その時、僕はもう画像解析の研究に光を使い始めていたんですが、服部さんに聞かれたんですよ、光はどうですか？　将来性はありますか？って。だから、光はおもしろいですと答えたんです。診断もできるし、うまいことやれば治療にも使えるはずですしと。あの時はほかにもいろいろとお話ししたのですが、服部さんが島津としても小林先生の研究をバックアップしたいと言ってくれたんです。あれはありがたかったですねえ」

当時の小林は自分の研究室を立ち上げて間がなく、研究予算も限られていた。

「島津さんの機械をぜんぶ揃えようと思ったらそれこそ何億円もしますから、うちみたいな小さなラボでは無理です。それがＳＳＩには、こちらが使いたい最新鋭の機械がぜんぶ揃ってる。だから、これいったい何が起こってるんやって時に調べてもらったりしましたね」

通常、米国の国立の研究所と日本の企業が共同研究しようということになれば契約ありきだ。ところが服部はその会話だけで研究に全面協力してくれたという。

「島津さんには２００２年に社員でノーベル化学賞を取った田中耕一さんがいらっしゃるでしょう。いろいろお世話になった僕がこんなこと言うとあれですけど、企業体質的に、最初から見返りをがっちりと押さえて、計算で契約を交わすような会社ではないんでしょうね。日本人同士ということもあったと思いますが、ずいぶんお世話になりました」

さすがに現在では正式な契約を交わしているそうだが、光免疫療法で何万個というＩＲ７００と抗体の複合体が、光を当てた途端に変形する様を確認できたのは島津製作所の最新の原子間力顕微鏡のおかげだ。

小林は言う。

「そういういろんな経緯もあったんですよね。おかげで２００８年には、生きているがん細胞だけを狙ってピンポイントで光らせる技術を論文に発表しました。その翌年には、同時に4種類のがんを発症させたマウスを使って、近赤外線を当てることでそれぞれのがん種ごとに違う色を発光させる実験にも成功しました」

その上での2009年の光免疫療法の「発見」だったのだ。

「次は、ターゲットにしたがん細胞を狙った時だけ光らせることができるような、こちらの加減で好きなようにスイッチのオン・オフができるような、より精度の高いがんの画像診断法を開発しようとしていたんです。がん細胞と正常細胞をきっちり選り分けることができれば、完璧な形でがんを〝見る〟ことができる。PETでは見つからないような小さながんも発見できるし、治療もしやすくなるはずだと考えていたんです」

ところがその実験のさなかに、IR700は予想もつかぬような挙動を見せたのだ。

完璧な理論武装

「最初は何が起こっているかわからなかった」と小林が言う光免疫療法のメカニズムは、2011年、2年以上の歳月を経て明らかにされた。

「がん細胞が壊れているのだとわかった瞬間、これは治療に使える！と直感しました。

しかし、まずは実験と実証を繰り返して、目の前で起きている現象を理論化することが先決だと思いました。誰がどんな環境で実験してもきっちり再現できるようにしたかったですし、扱い方をなるべく簡単にしたかった。ざっくりと言うなら、薬剤を点滴で打って、近赤外線をパパーッと当てれば、狙ったがん細胞がボンボン壊れていきますよ、患者さんの免疫もバンバン活性化しますよ、というふうにしたかったんです。画像診断の実験から治療の実験に方向転換するだけでなく、全方位的にデータを集めて、徹底的に理論武装する時間が必要でした」

論文において実験の再現性は重要だ。『ネイチャー』や『サイエンス』のような権威ある雑誌に載った論文でも8割方は再現できないと言う科学者もいる。小林の胸の裡にはおそらく、実用化を見据えた道筋があり、そのために完璧な論文を仕上げる必要があったのだろう。

「医療の現場ではよくエビデンス、科学的根拠という言葉が使われます。その言葉にあまり振り回されてもいけないのですが、誰が見ても納得するエビデンスと100%の再現性を担保して、どんな反対意見も跳ね返せるようにしたかったのです、それもなるべく早く」

だけど、と小林はぼやく。「一番少なかった時は僕と若いスタッフの二人だけなんていうこともありましたからね」

それがまさに光免疫療法が「発見」された時期だった。

「小川さんが日本に帰ってしまった後ですね。研究室の人手が足りなくて本当に大変でした。数ヶ月間、僕と光永君の二人だけでやっていたんです」

イメージングの実験は引き続き行いつつ、光免疫療法のためのマウスによる実証実験を繰り返した。主任研究員という、大学であれば教授に等しい立場である小林自らがマウスの世話をしながら地道な実験を繰り返す日々だった。

ラボで唯一の特別研究員《フェロー》として小林を支えた光永眞人は言う。

「僕は運良くあの場にいさせてもらった感じですが、小林先生の頭の中ではやっぱり、がんのイメージングの実験ががんの治療につながるということがロードマップとして描かれていたんだろうなと思います」

そしてこう続ける。

「小林先生からはメカニズム云々より、まずはこの治療法ががんによく効くんだということを調べて、それを論文にするのが大事だと言われていました。近赤外線をどのくらいの出力で、どの程度の時間を当てれば効果があるというようなことも、一回一回実験を地道に繰り返して最適な値を見つけました」

小林は言う。

「自分たちの都合のいい見方をして、事実を見誤るのも嫌でした。それに、当然ですが、サイエンティストというのは、実験の過程において、一度たりとも嘘をついてはいけません。自分に対しても嘘をつけない。事実を書き換えてはいけない。うまく取り繕うためにほんの小さな嘘でもついてしまえば、その時点ですべてがダメになる」

それまでは年間20本もの論文を量産していたこともある小林が、2年以上の時間を費やしてたった一本の論文に辿り着いた。

発表と同時に世界に与えたその衝撃が、その後どのように研究室の外に波及していったのかは次章で見ていこう。

第二章　開発の壁

資金の壁

光免疫療法のロジックはシンプルでエレガントだ。

そう賞賛する研究者は多い。

だがいかに画期的な治療法を「発見」したからといって、たったひとりの医学者がそれを実用化にまで持っていけるものだろうか。

私たちは画期的な医学論文が発表されるたびに、テレビや新聞でその事実を知り、「夢の治療法」の誕生に思いを馳せる。「そんな未来が来たらすごいなあ」と。だが、やがて報道は消え、あるいは続報ひとつなく、「あれはどうなったのだろう」と思い出すことさえなくなる。「夢の治療法」は夢のままで終わる方が圧倒的に多いのだ。

実際、医療における「実用化」の道は、果てしなく遠い。

がんに関する論文は、毎年、全世界で数十万本が発表されているという。だが、そのうち、実験を確実に再現できるものは「1割あればいい方」と言う研究者もいる。実験の再現性でさえ危ういのに、そのうち臨床試験に辿り着けるものがいくつあるのだろう。人間を対象に、薬や治療法の効果や安全性、適正な薬の投与量や投与方法などを確認する目的で行われるのが臨床試験だが、特に、国の承認を得るために行われる臨床試験を「治験」と呼ぶ。日本では厚生労働省が、アメリカではFDAが、EUではEMAが審査と承認に当たる。より正確には日本ではPMDA（独立行政法人医薬品医療機器総合機構）が審査に当たり、厚労省が承認する。これをクリアすれば実用化が成るのだ。

研究者が世界を変えるかもしれないすばらしい着想を得たとする。まずは実験で着想を確かめなければならない。都合のいい結果だけを抽出するのではなく、あらゆる条件を考え尽くし、確かめるためには膨大な回数の実験を繰り返さなければならない。そのためには実験ができる環境がなければならないし、予算も必要だ。仮にそれらがクリアできて、非の打ちどころのない論文が仕上がったとする。

国立成育医療研究センターによると、創薬の場合で通例、こうした基礎研究に約2〜3年、マウスやウサギ、犬などの動物で効果と安全性を調べる「非臨床研究」に約3〜

5年を要するという。臨床試験を行えるまでに5～8年かかるというわけだ。

こうしてやっと人間を対象とする臨床試験に辿り着ける。国の承認を得るなら「治験」だ。治験は大きく分けて3相ある。

第1段階である「第Ⅰ相試験（フェーズ1）」では、10～20人程度の少数の健康な成人志願者または患者に対してごく少量から少しずつ「治験薬」の投与量を増やしていき、安全性を調べる。また、治験薬がどのくらい体内に吸収され、どのくらいの時間でどのように体外に排出されるかも調べる。

第2段階の「第Ⅱ相試験（フェーズ2）」では、効果が期待できそうな30～80人の患者に治験薬を使ってもらい、病気を治す効果があるのか、どのような効き方をするのか、副作用はどの程度か、どの程度の量や使い方が良いかなどを調べる。

第3段階の「第Ⅲ相試験（フェーズ3）」でより規模が拡大し、100～1000人の患者に対してプラセボ（偽薬）との比較なども行いながら治験薬を使ってもらい、効果や安全性の最終的な確認を行う。

これに通例、3～7年を要する。

その後、承認申請を行うのだが、厚生労働省の場合、審査と承認には1～2年必要だといい、国立成育医療研究センターはひとつの薬ができるまでに「約9〜17年かかります」と言う。

気が遠くなるようなステップを踏まなければならないのだ。

かかる時間もさることながら、かかる費用も莫大だ。

日本製薬工業協会によれば、ひとつの薬ができるまでのコストは数百億〜1000億円以上だという。数々の候補化合物の中から実際に薬として承認されるのは3万分の1。中外製薬のHPによると、「ほとんどの候補物質は途中の段階で断念されています」とのことだ。

しかも、小林が開発したのは「ひとつの薬」ではない。〝新しい治療法〟なのだ。立ちはだかる壁の巨大さは計り知れない。

小林はどのようにしてこの壁をたった9年という歳月でクリアしたのだろうか。

誰と組むか

「そうは言っても、光免疫療法で使うのは、IR700という光感受性物質を元にした薬剤と近赤外線の照射装置だけです」

小林は言う。

この2つの承認が下りれば、光免疫療法はその国で治療が行える。

2012年、バラク・オバマ米大統領の年頭の一般教書演説の後、いくつかの企業が光免疫療法に興味を示し、開発パートナーとして名乗りを上げた。論文を出す際に特許の使用許諾《ライセンスアウト》は公示してあった。

小林はNIHの職員であり、アメリカ合衆国の国家公務員である。そのため、個人的報酬を得ることはできない。小林はあくまで「開発者」、パテント（特許権）はアメリカ政府が持つ。NIHも光免疫療法のライセンスを持つが、NIHとは別個に排他的なライセンス契約をどこと結ぶかが問題だった。

外部の協力は仰がず、NIH内部で開発を進めることも最初は考えた。

世界最高峰の医療研究機関であるNIHであれば、当然、独自に開発を進めることも可能だ。実際、現在も光免疫療法の研究の一部は小林の指揮のもと、NIHで行っている。しかし、光免疫療法のような新しい治療法がFDAで承認を得るには、治験の途中から外部の第三者に託す必要があった。小林は言う。

「NIHもFDAも米国の国立の機関ですからね。NIHでできるのはフェーズ2の治験まで。有効性があるかどうかの試験までなんです。そこから先は民間に出さなければならない。国が自分で作った薬を自分で認可して売る、というようなインサイダーみたいなことは法律上、できないんですね。それならいっそ初期段階から外に出そうと」

これまでにないまったく新しいがんの治療法である。果たして誰と手を組むのが正解なのか。小林は迷わざるを得なかった。

大きな製薬会社であれば、開発の予算もある程度融通がきくかもしれないし、流通面での強みもあるだろう。だが同時に、製薬会社内部においては自社製品との兼ね合いもあるはずだった。どの分野であれ光免疫療法と拮抗する製品があれば、当然、社内で綱引きが生じるだろうし、開発スピードや承認までのプロセスに影響が出るかもしれない。最悪の場合、契約だけ結んで、うやむやのうちに葬り去られることもありえないとはいえない。

中堅であればある程度のお金があって、規模とスピードも満足のいくレベルかもしれないが、これも契約してみなければわからない。小林の意向がどれだけ反映されるかも出たとこ勝負だ。

アスピリアン・セラピューティクス社（以下、アスピリアン）という無名のベンチャー企業も名乗りを上げていた。カリフォルニア州サンディエゴの会社だ。医薬品メーカーを退社したミゲル・ガルシア＝グズマンという男が立ち上げたばかりの、若手研究者がわずか数名いるだけの小さな会社で、まだ何の実績もなかった。

ベンチャーであれば、小林は現場に指示も出せるだろうし、開発に横槍が入ることもない。しかし資金面で不安がないとは到底言えない。資金不足であえなく中止になるプロジェクトも珍しくない。研究、開発以外での小林の役割も増えそうだった。

悩んでいた小林の背中を押したのは、ＮＩＨの知財関係のアドバイザーのひと言だった。

「君は光免疫療法がどこまで行くと思っているのか?と聞かれたんですよ。だから僕は、It will change the world――そりゃあ、世の中を変えると思っているさと答えたんです」

その言葉に、アドバイザーはこう返した。

「本当に君の治療法が世の中を変えると思っているのなら、資金集めには苦労するかもしれないが、若いベンチャーと組む方がいいかもしれない。君は自分がやりたい方法で研究に集中して、開発を進めるべきだよ」

その言葉で小林の肚は決まったという。

「本音を言えば、知財管理や資金集めは人に任せて僕は研究に専念したかったのですが……ベンチャーと組めば、人海戦術になるだろうなと思っていましたから」

だが、小林はアスピリアンと手を組むことに決めた。

小林は50歳になっていた。

西へ東へ

ライセンス契約には煩雑な手続きと膨大な書類作成が伴う。途中で投げ出しもせず、小林はそれらをすべて自らこなした。

「まあ、普通は研究者はあんまりやらないのかもしれないですけど、僕の場合は自分でやるしかなかった。単純に他にやってくれる人がいなかったんです。資金集めに関しても、アメリカの場合はベンチャーにいろいろお金を出してくれるようなファンドがあるんですね。一番大きなのはビル&メリンダ・ゲイツ財団みたいな慈善団体ですが、これも僕自身がそうした組織にかけあって、お金を引っ張ってくるしかなかった」

少しでも資金を出してくれそうな企業があればノートパソコンと簡単な着替えを持って空港に行き、どこでも説明に出向いた。数百キロの距離であれば自分で車を運転していった。

「ともかくアスピリアンのサポートに徹するということで、いろんな企業や団体に説明に上がりました」

小林はまっすぐに続くフリーウェイでハンドルを握りながら、「日本の大学に残っていたら、研究費のスポンサー探しでここまでやっただろうか」と思ったという。

だが、資金集めは一向に思うようにいかなかった。懸念していた通り、アスピリアンの動きも鈍かった。治験が始められなければ小林の研究も限られる。

小林はＦＤＡの認可を視野にアメリカでの治験を想定していた。あるいは叶うなら、日本での治験が望ましかった。だが、可能性があるならＥＵであろうがシンガポールであろうがどこでも赴いた。

新薬や新しい医療機器の開発拠点として、インドなどアジア諸国が注目されていた。日本や米国よりも治験にかかる費用が格段に安く、コストを抑えられるからだ。

「シンガポールなら日本の３分の１でできるので、その下調べに行くことになっていました。本音を言えば、最初にシンガポールで認可を受けるより、まずは日本か米国で進めたかった。でも当時はお金もありませんでしたし、背に腹は代えられないなあと思いましてね」

そんな時に連絡があったのが神戸に住む母方のいとこ、新保哲也だった。一級建築士として建築事務所を構える傍ら、ワッフル・ケーキの店「R・L《エール・エル》」を経営するユニークな人物だ。小林が呼ぶところの「哲ちゃん」は、小林にとっては歳もひとつ違い、帰国した際には彼が好きなヴィッセル神戸の試合を一緒に観に行くという間柄だった。

「僕が一浪して大学に受かった時に、哲ちゃんはちょうど浪人することになって、僕のところに相談に来たりしていたんですよね」と小林は言う。

その哲ちゃんから、知り合いの父親がすい臓がんになってしまい、新しい治療法を探しているから一度相談に乗ってあげてくれないか、と言われたのだ。

それが楽天グループ株式会社の創始者であり、現在も同社の代表取締役会長兼社長を務める三木谷浩史との出会いだった。

三木谷浩史と父のがん

三木谷は三木谷で懸命に治療法を探していた。

父の良一がすい臓がんと診断され、医師からは「余命3ヶ月」と宣告されていた。

すい臓がんは、いまだに極めて生存率の低いがんだ。5年生存率は約11％、10年生存率となると約6％とも言われる。自覚症状が少なく、臓器が胃の裏にあるため検査でも見逃されがちだ。進行も早く、気づいた時にはリンパ節や他の臓器に転移していることもしばしばだという。

良一は日本金融学会の会長も務めた経済学者で、神戸大学で長く教鞭を執り、同大学の名誉教授となっている。三木谷は良一の第三子で末っ子だ。

三木谷はよく知られているように、いまや日本一の規模を誇るインターネット・ショッピングモール「楽天市場」だけでなく、金融、通信、旅行といった事業やサービス群をも運営する巨大な「楽天経済圏」を生み出した。そればかりかプロ野球の東北楽天ゴールデンイーグルス会長兼球団オーナーであり、サッカーJリーグのヴィッセル神戸会長でもある。個人資産は5000億円を超えるとも言われる日本屈指の実業家だが、父にはことあるごとに相談してきたという。

親子の対談を収めた『競争力』（講談社）には三木谷の次のような言葉が見える。

「私は子どもの頃、利かん坊で、成績もいい方ではなかったが、父はいつも温かく見守ってくれた。校風が合わず、私立の中学から転学する時も、私の考えを尊重し、サポートしてくれた。一橋大学を卒業して研究者になるかビジネスマンになるか悩んだ時や、日本興業銀行（現みずほ銀行）を辞める時、楽天を創業する時、ＴＢＳ（東京放送）を買収しようとした時など、人生の岐路に立たされた時、私は必ず神戸にある実家を訪ねて父に相談し、示唆を受けてきた」

そんな父のために、三木谷は専属の医師団まで結成して最善の医療を模索していた。

「小林先生に会う半年ほど前のことでしたね、父のがんが見つかったのは」三木谷は言う。

「進行がすごく早くて……化学療法から始まって、重粒子線治療もやりましたし、そのコンビネーションもやりました。最終的には、抗体にイットリウムという遷移金属の放射性同位元素をつけた治療法も試しました。最先端の治療をほぼぜんぶ試した形です。それから、世界中のありとあらゆる病院を回りました。コロンビア大学、スタンフォード大学、ハーバード大学、パリ大学……世界中、いろんなところに行って調べたけれども、今のところ、すい臓がんに有効な治療法はないと言われたんです。お医者さんによっては、もう何もしないで自然に任せておくのが本人のためだと言う人もいて。でも、僕は諦めが悪いのでがんの本を買い漁って、手に入る論文を端から端まで読んで、何かあるはずだ、絶対にいい治療法があるはずだと思っていたんです。当然、素人の自分の力だけでは無理なので、お医者さんの先生に集まってもらって、いろんな治療法を探していました。もう完治は難しいと言われても、なんとか延命させてあげたいなと思って」

小林のいとこ新保哲也が声をかけてきたのはそんな頃だった。

「これは本当に縁だと思うんですよねえ」と三木谷は振り返る。新保のワッフル・ケーキの店「R.L」は楽天市場の創業期から出店していたのだ。

「楽天市場ができた時からの同志のような存在で、いやあ、三木谷さん、お父様のお話を聞きましたと言うわけですよ。新保さんにはヴィッセル神戸のオフィシャルスポンサーもしてもらっていて、サッカーが好きだった私の父とも交流があったんです。その彼が、実は私のいとこがアメリカでがんの研究をしているので、一度会ってみませんかと言うんですね。聞けば、光でがんを治す治療法だと」

光でがんを治すと聞いても「あまり信じていなかった」と言うが、小林が帰国するタイミングで小一時間ほど時間が取れそうだった。東京・虎ノ門のホテルオークラのステーキ店で小林と会うことにした。

それが2013年4月のことだった。

ステーキ店でひと通り光免疫療法の話を聞いた三木谷は「なるほど」と呟いたまま、しばらく動かなかった。

「おもしろくねえほど簡単だな」

「正直に言えば、おもしろくねえほど簡単だなと思ったんですよ。動物実験の画像やいろんなデータを見せてもらったんですが、メカニズムは非常にシンプルで、自分としては、何て言うのかな、なるほど、これは人間でもワークしないはずがない、効かないはずがないと思いました。否定のしようがないと思ったんです。小林先生とはじめてお会いした時は時間もあまりなかったので、いくつか質問をしただけでしたけど、それから3日後だったかな、もう一度話を聞く場をセッティングしてもらいました」

シンガポールに渡っていた小林に三木谷から連絡があった。

「小林先生がアメリカに帰る前にもう一度東京で会えますか」と。

小林は「何の用件だろう」と思ったという。小林が羽田空港に着く時間に合わせて当時品川シーサイドにあった楽天本社社長室での会合がセッティングされた。今度は三木谷の医師団が同席していた。

医師のひとりとして同席していた岡田直美はこの日のことをよく覚えていると言う。岡田は放射線医学総合研究所や量子科学技術研究開発機構で医長として活躍し、現在は独立して都内でがん専門のクリニックを開業している医師だ。

部屋に通された小林が挨拶もそこそこに鞄からノートパソコンを取り出し、始めた光免疫療法のメカニズムの説明はほんの15分くらいだった。だが岡田はその内容に衝撃を受けたという。

「自分の求めていたがん治療法がそこにあった、ようやく見つけた、という感じがしました」と岡田は言う。

「あの時、小林先生の話を聞いていて、大げさではなく、あ、ひとつの時代の幕が上がると思ったんです。光免疫療法は、化学治療や放射線治療や免疫治療というような、これまで別々の縦割りだったものをすべてまとめて横割りにしたような治療法で、それこそがん治療のパラダイムシフトが起こると直感しました」

三木谷は言う。

「確かこの時は、すい臓がんには効くのかとか、副作用のこととか、いろいろ質問をしたと思います」

小林は三木谷の質問は素人レベルではなかったと言う。

「お父様ががんになられて相当に勉強されたのがわかりました。聞いたら英語の論文なども読まれていたらしいので、もう途中からは研究者レベルでの会話になっていたんじゃないかと思います」

三木谷は小林と話していてこう感じたという。

「がんの治療法を求めて世界中を回りましたが、探していたものが足元にあったという感覚ですよね。ただ、この時話を聞いてわかったのは、残念ながら、うちの父親はやはりタイミング的に少し遅かった。がんの進行も早かったですし、当時はまだ光免疫療法も動物実験のフェーズでしたから。承認されるまでには間に合わないだろうと」

2度目の会合はこうして終わった。

三木谷は小林を送り出してから岡田や他の医師たちに光免疫療法の実現可能性を訊ねた。医療関係の研究者の友人や化学療法を専門としている知人の内科医にもメールや電話で感想を求めた。「方向性としては悪くないが、動物実験でうまくいっても、人でとなるとそれほど有効ではないだろう」というのが大方の見方だった。

「否定的な意見を言う人たちにその理由を聞くと、人体のシステムはマウスより複雑だから、とかだいたいそんなことですよね。ただ、僕にはそうは思えなかったんですよ。医療に詳しくない素人だからこそだと思うんですけど、いや、これは効くはずだと思ったんです。この光免疫療法という治療法は、がんを細胞単位でマーキングして、光エネルギーで破壊するというロジックですよね。人の細胞だろうがマウスの細胞だろうが効き方は変わらないはずだと。逆に言うと、マウスでワークしたのなら、人間でワークしない理由が合理的に説明できなかったんです」

1週間で3度の会合

翌日、国立がん研究センターでの講演を終えた直後の小林に「先生がアメリカに帰る前に先生のホテルでいいから、もう一度会えますか」と再度連絡が入った。

初めて顔を合わせてから1週間で3度の会合に小林も戸惑っていた。巨大グループを率いる三木谷のスケジュールは分刻みのはずだ。1週間で3回も同じ人間と会うなど通常、考えられないだろう。

小林の泊まるホテルの会議室に医療ベンチャーの人々を伴って現れた三木谷は、会合が終わるなり廊下に出た小林にこう言ったという。

「どのくらいかかりますか？」

治験の第Ⅰ相試験にいくらくらいかかるのかということだった。

光免疫療法の場合、治験で「ＩＲ７００とセツキシマブの複合体（のちに「アキャルックス」と名づけられる）」と「近赤外線照射装置（のちに「バイオブレードレーザシステム」と名づけられる）」の承認を得ることが必要だ。万が一、第Ⅰ相試験で重篤な副作用が出たり、何らかの不具合が見つかったりすれば即刻治験は中止される。そして、治験の際に患者にかかる費用はすべて治験を行う側が負担しなければならない。

「フェーズ１では10名ぐらいの患者さんを集めて治験を行おうと思うんですが、その場合、どうしても６００万か６５０万くらいのお金がかかってしまいます」

「それはドルですか？」と三木谷が聞く。

「はい、円だとざっと7億円か8億円くらいになると思います［当時は1ドル＝１２０円］。患者さん1人につき、だいたい３０００万円から５０００万円かかるというイメージですね」

「なるほど……」

そう言ってほんの2、3秒考え込んだ後、三木谷はこう言った。

「そしたら、やってみますか」

思いがけない言葉が、思いのほか軽い調子で返ってきたことに驚いたのを小林は覚えている。

「小林先生、やりましょう、治験」

「え？」

「お金は私が出します」

小林は息を飲んだという。「まさかそういう話になるとは」思っていなかったからだ。

「もちろんうれしかったですよ。あのお金のおかげでその後、研究は一気に5段6段飛び越えて進んだんですから。でも何よりね、三木谷さんにこちらを信用していただけたことがうれしかった」

三木谷は言う。

「インターネットの存在を知った時、ああ、これが世界を変えると思いましたが、何かが世界を変える時って、ひとりの天才がいるだけではダメで、ほんとにいろんなことが組み合わさらないと奇跡って起きないんです。光免疫療法はもちろん小林先生という天才がいないと誕生しなかった治療法ですが、いろんな人が関わって初めてできるものなんだと思います。途中から参加した僕の役割はお金を出すことだった。資金援助することでプロジェクトを前に進められる」

意地悪な質問だが、それは光免疫療法にビジネスとしての可能性を感じたということだったのだろうか。

「うーん、ビジネスというか、エンジェル投資家といったところですかね。多少カッコをつけさせてもらえば、フィランソロフィーというやつでしょうか」

フィランソロフィー(philanthropy)とは、従来であれば「慈善活動」や「社会奉仕事業」、あるいは「チャリティー活動」などと訳されていたが、近年ではビル&メリンダ・ゲイツ財団に代表されるように、起業家などが社会貢献のために個人資産を投じて行う支援活動を指すことが多い。何のために資産を増やすのか、なぜ事業でお金を儲けるのか、そのことに思いを致すからだろうか。

電気自動車メーカー、テスラ社のCEOイーロン・マスクは個人資産が20兆円とも言われ、世界一、二を争う資産家だ。彼は民間宇宙開発企業スペースX社の共同設立者でもあるが、同社は「人類を多惑星種にする」ことを使命に掲げ、人類の火星移住計画をぶち上げている。マスクはこうも語る。

「この宇宙は何なのかを探る。他の生命がいるのか、とかね。私たちはどうやってここに来たのか。生きる意味とは何だろう。銀河系を探索すれば、これらの疑問を見つけられるのではないか。とてもエキサイティングだよね」（朝日新聞「GLOBE＋」より）

三木谷はこう言う。

「僕は、イーロンに対抗するわけじゃないですが、人類を火星に送るより、がんを治すことを目標に据えました。父親ががんになったことをきっかけに、少しでもこのプロジェクトを押し進めていくことができたらいいなと思ったんです」

三木谷ははっきりとした意志を感じさせる口調で言葉を継いだ。

「僕は今、お前はなぜ働くのかと聞かれたら、もう僕個人のこととかは割とどうでもよくて、人類社会の発展のためだと考えています。社会にどれだけ貢献できるかというのが大きな理由なんですね。人類が抱えている問題を解決する方向に僕の資産が使えたらいいなと。そういうことのために必死に働いているんだなと思うんですよね。だからビジネスとしての儲けうんぬんより、自分の家族ががんになったことで、がん患者さんやその家族のお手伝いをしたいと思うようになったんです。これはまあ、父のおかげというか、運命だったのかなと思っています」

そしてほんの少し目を伏せてこう言った。

「それに、親父もきっと、がんばれって言ってくれる気がするんです」

三木谷の父・良一はこの3度目の会合から7ヶ月後の2013年11月、83歳で他界している。

RM-1929

「三木谷さんからやってみましょうという提案があった時、その600万ドルは楽天からではなく、三木谷さん個人のポケットマネーだったんです。これは簡単なお金ではないという意識が当時からかなりありましたね」

3度目の会合の後、小林は三木谷の目の前ですぐさまアスピリアンのCEOミゲル・ガルシア＝グズマンに連絡を入れている。アメリカで治験ができるようになった、ミスター・ミキタニがお金を出してくれるそうだと伝えると、ガルシア＝グズマンも絶句していたそうだ。

ともあれ経済的なバックアップを得たことで、光免疫療法は動物実験から人間に対する臨床試験へと準備を重ねていくことが可能となった。

「スポンサーとしての三木谷さんは非常に心強い」と小林は言う。

「彼が本気なのが分かりますし、首尾一貫してブレないから。やらしい気持ちで〝ちょっと儲けてやろう〟と片手間でやってるのとは違います。こないだも、ぼくはこのプロジェクトに命をかけてますなんてメールがきました」

小林は兵庫県の西宮、三木谷は同じく兵庫県の神戸と出身地域も近ければ歳も近い。何度か会ううちに気心も知れた。

三木谷の父、良一は光免疫療法の実用化を見ることなくこの世を去ったが、その名は開発現場に残された。光免疫療法で使われる薬剤、すなわちＩＲ７００とセツキシマブの複合体はアスピリアンによって「ＲＭ-１９２９」という開発コードがつけられたのだ。ＲＭはRyoichi Mikitaniの頭文字、１９２９は三木谷良一の生まれ年だ。三木谷は言う。

「アスピリアンの人たちは、父がまだ存命だった頃も〝TEAM Ryoichi〟というＴシャツを着て励ましてくれました。薬剤にそういう名前をつけるという提案を受けた時には本当に驚いたのと同時に、父がこの世に生きた証にもなりますし、ありがたいと思いましたね。僕としても、敵討ちじゃないですけど、がんを克服してやるという強い気持ちにつながったと思います」

先に述べておけば、この後、三木谷は2016年8月に自らアスピリアンの取締役会長となり、2018年11月に社名を「楽天アスピリアン」に変更、2019年3月には同社の社名を「楽天メディカル」に変更することになる。その間、2018年8月には1億5000万ドル（当時のレートで約167億円）という桁外れの個人資金を投入している。

新たな治療法の開発にはそれだけの資金が必要だという証左でもあるが、2017年当時、個人資産が6770億円と報じられた三木谷にせよ、なまなかな気持ちで投じられる額ではなかっただろう。三木谷のこのプロジェクトへの意気込みが伝わってくるが、三木谷自身はこの頃、光免疫療法を事業という観点からはどう考えていたのだろうか。

「フェーズ1のトライアルに入るまではとにかくこれはサイエンティスト主導の話なんで、こちらから事業的にどうこうというような話はなかったんですよ。そんなつもりもなかった」と三木谷は言う。

「ただ、僕は光免疫療法が世界を変える、という気持ちで小林先生と組ませていただいたわけですよね。世界にこの治療法が行き渡るためには、当たり前だけれど、薬を大量に作らなきゃいけない。機器も必要だ。工場をどうするとか供給体制も考えなきゃいけない。承認されたら医者が安心して使えるように説明会を開いたり、実際の使い方を周知するための講習会も開いたりしなきゃいけない。ステップが進むごとに新たに必要なことが出てくる。それはもう、ビジネスとして成り立たせないと光免疫療法という治療法自体が成り立たない。儲けうんぬんじゃないわけです。とにかく大事なことは、できるだけリーズナブルな形で患者さんに提供できるようにすること。でないと小林先生に申し訳ない、そう思っていました。もちろん、ビジネスとして関わる以上は、ある程度の利益をあげなきゃなりませんが、誤解されることを覚悟で言うと、お金のことはあまり考えてないんです」

そしてこう付け加えた。

「言い方はあまり品がないですけど、僕は金は後からついてくると考えているんですよね」

個人資産1億5000万ドルを投じたのと同じ年、2018年12月には楽天の他、SBIグループなどから合計で1億3400万ドル（約150億円）を調達。翌19年3月、社名を「楽天メディカル」と改めると、7月には楽天から1億ドル（約108億円）の追加融資を受けた。2021年1月には米ライコア・バイオサイエンシズ社からIR700の製造・販売の権利を取得している。

2023年7月現在、楽天メディカルは米カリフォルニア州に本社を置き、アメリカ、日本、オランダ、台湾、スイス、インドと世界に6つの拠点を構えるに到っている。三木谷は楽天メディカルの筆頭株主であり、最高経営責任者だ。ここに到るまでに、個人としてすでに数百億円の資金を注ぎ込んでいるという。

「楽天メディカルという会社は、光免疫療法を中心に、医療機器の開発なども含めたメディカルサイエンス・カンパニーになれればと考えています。これほどまでに意識を集中して取り組める事業というのはほとんどない。興銀を辞めて、楽天市場を作った時のようなエキサイティングな気持ちですよ」

かつて三木谷が個人資産を投じ、現在では楽天グループ株式会社が100％出資するヴィッセル神戸は2019年のシーズンから2021年まで楽天メディカルのロゴとともに「ガン克服。生きる。」というキャッチコピーをユニフォームに記した。そのヴィッセル神戸の役員を務め、現在では最もチームに貢献した選手に贈られる「三木谷良一賞」に名を残す三木谷良一は、それ以上に大きな何かを息子に残したのかもしれない。

治験の壁

医療の実用化においていかにビジネスの側面が重要かに触れるため、少々紙幅を割きすぎたかもしれない。だが科学研究において「資金の壁」がいかに大きなものかはご理解いただけたかと思う。

資金が確保できたら、次は実際に治験をクリアせねば治療には使えない。薬があって機器があるなら、厚労省やらＦＤＡやらの承認を受けずとも治療はできるではないか。お金はいくらでも積むから光免疫療法の治療を受けさせてほしい。そう思う人もいるかもしれない。

だが、そういうわけにはいかないのだ。

医師の側に立ってみて欲しい。

承認も受けていない薬や機器を、医師が独自の判断で使用して治療を行ったとする。もちろん、健康保険の適用にはならないから全額患者の自費負担である。

光免疫療法の場合であれば、薬剤の投与する分量はどの程度が適正か？　どのくらいの時間をかけて投与すればいいのか？　その効果を見定めるには？　近赤外線の照射時間は？　機器の出力や操作方法は？　わからないことだらけで途方に暮れるだろう。

なにより、医療事故でも起こしたら、医師生命はそこで終わりかねない。

そもそも、サプライヤーである楽天メディカルがそんな医師に薬や機器を売るだろうか。訓練も受けておらず、使用法も知らないのに。そこで医療事故が起これば、今度は楽天メディカルが責任を問われかねない。

自由診療とはそういうもので、医師免許を持った医師が、独自の判断で保険診療外の医療行為を行うことは可能だが、医師だって治療の成功が目的であることに変わりない。逆に言えば、治験がうまくいけば、広くその薬や機器は使えるようになる。

すでに光免疫療法が承認されていることには触れている。ここからは治験と承認の概容を辿りながら、「何が壁になるのか」「どうやってその壁を越えたのか」を見ていきたい。

施術条件の壁

まずは米国で「第Ⅰ相試験（フェーズ1）」が進められることとなった。

この章の冒頭で述べたように、フェーズ1は「10～20人程度の少数の健康な成人志願者または患者に対してごく少量から少しずつ治験薬の投与量を増やしていき、安全性を調べる。また、治験薬がどのくらい体内に吸収され、どのくらいの時間でどのように体外に排出されるかも調べる」のが目的だ。

ここで問題が生じた。「健康な人」を対象としたのでは治験のためのデータが取れない。光免疫療法の場合、治験薬である「IR700とセツキシマブの複合体（RM-1929）」単体での安全性もそうだが、むしろがんと結びついた際の安全性も確認しなければならない。がん患者でなければ効果が測れないのだ。

しかもRM-1929は投与されただけではがん細胞を破壊しない。近赤外線を当てなければ治療にならない。だが、治験のルール的には治験薬は「投与するだけ」だ。小林は言う。

「まず、がん患者の方々に参加してもらわなくてはならない。次に、がん患者の方々に協力してもらっても、治療にならない薬を投与するだけというのは倫理的にどうなんだということですよね。もちろん治験と治療は違うのはわかっていますが、治療効果ゼロが前提で治験に参加してもらうのはおかしいと思いませんか」

一方で、小林がためらう理由もあった。

「ただ、光を当てて、もし重篤な副作用が出た時は、それが薬剤に起因するのか、光に起因するのかは特定できなくなってしまいます。そこは迷いました」

小林はFDAと掛け合わなければならなかった。被験者は最終的に「頭頸部がん（口腔がん、咽頭がん、喉頭がん、甲状腺がんなど）」を再発しており、他に受けられる治療が残っていないと判断された末期がん患者たちを対象とすることとなった。また、例外的に、がん患者に治験薬を投与した後、近赤外線を照射することも認められた。近赤外線の出力は治療に効果があると考えられる最小限の値で1回のみの照射とし、RM-1929の安全性を確認する追加の検査を行うことが条件だった。

小林がそのような条件での治験に踏み切ったのは、次項で述べるような心情があったからかもしれないが、今は第I相試験の行方を見よう。

光免疫療法は2015年4月にFDAから承認を受け、翌月からアスピリアンが指揮をとる形で、米国国内のトマス・ジェファーソン大学やラッシュ大学などで臨床試験が始まった。施術はそれぞれの大学や病院の医師が担当し、小林はいっさい立ち会っていない。公平性を保つため、小林は治験の詳細な条件は伝えるものの施術に関わることはできない。

「治験に当たったある医師からの報告では」と小林は言う。

「喉の奥に広がっていたステージⅣのがんを処置した翌日に、腫瘍がかさぶたのようになってボロボロと剝がれはじめたということでした。ひと月後にはがんはほとんど消えてなくなり、腫瘍があった箇所には新しい皮膚が再生されたと。剝がれた腫瘍のすぐ下に新しい皮膚が再生されていたというのは、つまり、光免疫療法ががんの周囲にある正常細胞を傷つけていないことの証明でもあります」

中には、口の中で剝がれ落ちたがんの塊を、ペッと吐き出した患者もいたそうだ。

「首や喉の表面にできたがんなどは、治療の結果を直接見ることができますが、最初は真っ赤だった患部が、光を当てた直後にサーッと白く変色し、次の日にはかさぶたが落ちるように剝がれ始めたそうです」

治験を担当した米ラッシュ大の医師はこう言った。

「この治療法はとてもユニークで選択的。そしてあっという間にがん細胞を殺す力がある。まるで誘導ミサイルのようだ」

第Ⅰ相試験は再発頭頸部がんの患者9人を対象に行われ、問題なく終了した。薬剤の安全性を確認することが主目的であり、治療ではなかったにもかかわらず、9人の患者のうち7人で治療効果が見られ、うち1人ではがんが消えてなくなっている。

ある同僚の死

前項で述べたように、サイエンティストには往々にしてこのような倫理的問題が突きつけられるようだ。より緻密な科学的正確性のために、残り少ない末期がん患者の時間を、本人のためでなく後世のために提供してもらうのは正しいのかどうか、というようなことだ。あるいは科学的な厳密性が優先されるべきか、スピードが優先されるべきかと言い換えてもいいかもしれない。

この時期すでに、小林は光免疫療法について数多くの問い合わせを受けている。まだ知人やその知人といった範囲ではあったが、小林はひとつひとつ丁寧に返事を返していた。IR700の開発を支えてくれたライコア社の担当者、マイク・オリーブも骨肉腫と闘う息子を抱えていた。彼は「がんと闘うなら何でも言ってくれ」と全面的なサポートを惜しまなかった。治験が始まるというのはがんに関心のある人間、特にがん患者本人やその家族には重大な関心事だ。小林自身、身近にがん患者がいた。しかも、200

4年に立ち上げた小林のチームの発足当初からのスタッフである。

「イメージングプログラムのチームが発足した時に、ボスのピートが研究をサポートしてくれるエンジニアが必要だろうって言ってきたんです。MRIを扱うプロの技術者、物理士みたいな人ですね。そこで面接したのがベルナルドでした。採用の決め手になったのはまず性格ですね。いつも穏やかで紳士でした。それから能力。非常に頭脳明晰でした」

マルセリーノ・ベルナルドは小林より1つ年上だった。

「ベルナルドは、MRIの開発で2003年にノーベル医学・生理学賞を取ったポール・ラウターバー博士の下で学んでいました。実験のデータも彼が全部取っていたので、ベルナルドがいないとラウターバーが講演できないと言われたくらいだったそうです。そんな人が、あの時はなぜか石油会社で働いていたんですよね。石油の採掘にMRIの技術を使っているとか言ってました。でも、アカデミックな世界に戻りたいということで、人伝てでうちの面接に来たんです」

即採用となったベルナルドはその後、小林の同僚として10年以上、NIHで働いた。

「なにがありがたかったって、僕は化学には自信がありますが物理はそれほどではない。

だからベルナルドには光の扱い方から何から物理に関するあらゆることを教えてもらいました。例えばＭＲＩというのは日本語だと〝磁気共鳴画像〟と呼びますが、簡単に言うと、高周波の磁場で生物の体内にある水分子を共鳴させて画像を作る装置なんです。じゃあ、がん細胞が壊れて細胞中の水分が周りに出た時、その画像を映し出すにはどうすればいいのかなどと質問すると、ベルナルドは中学生に教えるみたいに丁寧に教えてくれるんです。ずいぶん彼には助けられました」

こうしたスタッフの存在は小林の研究の幅さえ左右する。そんなベルナルドにがんが見つかった。直腸がんだった。

「最初の1年くらいは普通に仕事をしてましたけど、転移も早くて……もうちょっとがんばれば光免疫療法で治してやるってずっと言ってたんですけどね。結構、たちの悪いがんで。直腸がんとしては珍しいのですが最後は脳にも転移してしまって」

光免疫療法の治験が始まったのはまさにベルナルドの闘病中だ。だが光免疫療法の治験での対象は頭頸部がんだ。直腸がんは対象ではない。

「僕は医者なので人の死をドラマとして語りたくはありません。でも、やっぱりベルナルドは残念でした。だから僕は現在のチームのメンバーでも、大した理由もなく仕事が遅れると怒ります。僕たちの仕事には時間というものの大切さがあるからです。それは結局、助かる患者さんをこちら側の怠慢で殺していることになる。一日でも早く本当に効く治療法を待ってる人がいるのに、それができないなら人を殺しているのと一緒じゃないですか」

ベルナルドは２０１６年、55歳で亡くなっている。

効きすぎてしまった?

９人の末期がん患者を対象に行われた第Ⅰ相試験は、初期の安全性試験段階の成績として充分すぎるものだった。

しかし、この第Ⅰ・Ⅱ相試験においては残念ながら施術後に亡くなってしまった患者もいることは記しておかねばならない。治験者はもともと全員がステージⅣの末期がん患者で、もはや治療法もない状態にあったわけだが、トマス・ジェファーソン大学では被験者７人のうち３人が死亡している。

ひとりは鼻咽頭にがんを発症していた65歳の男性で、治療後にがんの脊髄への転移が発見された。転移したがんは治験の対象ではなかったため光免疫療法による治療はできず、その後は抗がん剤治療を施したものの転移したがんが原因で亡くなった。

もうひとりは顔と首にがんを発症していた75歳の男性で、治療を施した右側のがんには効果があり、がんも縮小したが、治療をしなかった左側のがんが進行して亡くなった。

小林は言う。

「治験というのはその性格上、治療を行うものではなく、あくまでもデータを取るものなのですが、やはり亡くなったと聞くと残念ですよね。このお二人に関しては治療という形を取れれば対応できたかもしれないので」

最後のひとりは首にがんができていた59歳の女性だ。

「この方のがんは、頸動脈に絡むような形で大きくなっていたそうです。様子を見ながら3回施術することでがんは寛解した。報告によると、一度は腫瘍は完全になくなったんです。でも、その後の対処がよくなかった。経過観察が無事に終わって、家に帰ったところで血管が破けてしまった。本来であればがんと癒着しているような大血管は、施術の前にステントを入れるなどしてきちんとケアをしなければならないのですが、それができていなかった」

いわば光免疫療法が効きすぎてしまったケースと言えるかもしれない。がんに限らず、医療における病気の様態は人それぞれで、いかに想定を重ねようがその想定を超える事態は起こりうる。そのために慎重の上にも慎重を重ねた治験が行われ、実用化後も医療現場で厳密にプロトコルが守られ、想定外の事態が起これば報告の義務が生じる。外側からはいかに医療の進歩が遅々として進まぬように見えても、一歩一歩進まねばならない現実もまた存在する。現在の治療現場では、頸動脈と癒着しているがんには光免疫療法は施術できないことになっている。

「今後はその適応が変わる可能性もありますが、光免疫療法の使い方としてはそもそも、何回かに分けて施術した方がいいと考えているんですね。手術や放射線治療などは施術できる回数に制限があるので、当然のことながら1回で最大限の効果を出そうとする。ところが光免疫療法の場合はちょびっとずつがん細胞を減らしていけばいい。血管が破けてしまう怖れがあるなら、周辺の正常細胞がきちんと再生するのを待ちながら、焦らずゆっくり施術していってもいいんではないかと思っています」

奏効率の壁

第Ⅰ相試験に続いて行われた第Ⅱa相試験は第Ⅰ相で安全性が確認された範囲内で用

法や用量を確認する試験だ。ここでは全30例のうち腫瘍が完全に消えた人が4人（13・3％）、腫瘍が小さくなった人が9人（30・0％）だった。これは奏効率43・3％ということになる。

100％ではないのか、と思われるかもしれないが、ここでも治験の対象者は頭頸部がん患者で、すでに他の治療を受け、これ以上の改善を見込めない人たちだった。治療そのものを受けられない人たちを対象に行われた治験としてはめざましい数字だし、この当時すでに承認を得ていたオプジーボの奏効率が13・3％であることを考えればかなり高い数字とも言える。

「奏効率」とはがんの治療法の評価基準として用いられる指標のひとつである。生存率とは別に、ある治療を施した後にがんが消滅、もしくは縮小した患者の割合を示す数値だ。

例えば皮膚がんの一種「悪性黒色腫（メラノーマ）」に対するオプジーボの奏効率は約25％だ。この25％という数字は「完全奏効（腫瘍が完全に消えた状態）」と「部分奏効（腫瘍の長径の和が30％以上減少した状態）」を併せた数字で、「25％の患者のがんに効いた」ことを示している。

この奏効率について、試験の結果を受け止めながらも小林は言う。

「ＦＤＡの効果判定の基準は腫瘍の大きさだけなのですよね。ＣＴか目視で腫瘍のサイズを測るわけです。ところが腫瘍ってがん細胞だけでできているわけではないんです。正常細胞である血管、免疫細胞や線維芽細胞といった間質というものも構成要素になっている。これらは光免疫療法で治療しても残るはずです。だからいくらがん細胞が死滅しても、これで腫瘍のサイズを測られてしまうと〝がんが残った〟ということになってしまう」

実は病勢コントロール率という効果の測り方もある。腫瘍の大きさが変化しない状態を奏効率に加えた数字である。これだと光免疫療法の第Ⅱa相の治験結果は80％に達する。

ＰＥＴで確認すればがん細胞が残っているかどうかが判定できるのだが、ＦＤＡではＰＥＴによる判定を認めていない。

小林としても、現場に立ち会っているわけではないので歯切れが悪くならざるを得ないのだろうが、研究現場ではこうした不合理なレギュレーションが現実を左右することもあるということだ。

付け加えれば、奏効率はあくまで治療の効果を示す指標であり、「がんが治る割合」ではない。また、治療のクオリティーを示すものでもない。小林も言う。

「いくら奏効率が高くても、つまりがんによく効くからといって副作用が強い治療法では困ります。患者さんの身体を無闇に傷つけてしまうようでは本末転倒ですから。治療法が複雑になるのも考えものでしょう。薬が複数だったり手順が複雑だったりすると、現場の医師やスタッフに負担がかかりますし、治療費もそれだけ高くなってしまう」

医療はさまざまな面からメリット、デメリットを考えなければならないということだ。

「治療法はシンプルであればあるほどいい。僕はそう考えています。僕は今はがんの研究者ですが、基本的なマインドは医者なんです。臨床の現場で働いた経験もあるので、治療法はなるべく簡単にする必要があると感じますし、自分の作った治療法が〝効果があれば複雑でもいい〟とは考えていません。なるべく簡単でわかりやすい治療にすれば、現場はどんどん使ってくれる。そうすれば、それだけ多くの患者さんのがんが治るはずなんです。それに、使う人が増えれば、結果的に薬価や治療費も安くなっていくはずですから」

言われてみればその通りなのだが、研究者とはそのように考えながら研究や開発を行うものなのだろうか。

小林がそのように考えるに到った経緯は次章に譲るとして、ともあれアメリカでの治験結果は概ね良好と言えた。それに刺激されてか、小林はこの頃、日本政府からアプローチを受けていた。時は安倍晋三政権。アメリカばかりか日本での早期承認が視野に入りつつあった。

政治の壁

小林は以前、政治には苦い思いをさせられている。すでに本人も書いている話なのでここに記してもよいだろう。2008年、小林は東京大学医学部教授に応募しないかと声がかかり、翌年、ほぼ就任が決まりながら、政権交代が起こったためにその座を辞退せざるを得なくなったのだ。ちょうど光免疫療法の特許を出願する準備が整いつつある頃で、実現していれば光免疫療法は「日本の技術」として進んでいただろう。

当時首相だった麻生太郎はかつてない規模での研究開発支援制度、「最先端研究開発支援プログラム（FIRST）」を立ち上げた。世界最先端を行く30の科学技術テーマに総額2700億円の研究資金が提供されるというものだった。野田聖子科学技術政策担当大臣は「科学技術の世界から野球のイチロー選手のようなスター選手が現れたら」と意気込んでいた。

平均すると、ひとつの研究に90億円。この資金があれば、端緒についた光免疫療法の研究をすべて日本に持ち帰れる。小林は生体肝移植の権威であり、恩師でもある田中紘一京都大学名誉教授の力も借りて応募の条件を整え、当時、本庶佑が議員を務める総合科学技術会議の最終選考に臨んだ。最終選考に進んだのは応募総数６０００超のうち60。感触も悪くなかったというが、直後に政権交代が起きた。ＦＩＲＳＴは民主党政権の「事業仕分け」の対象となり、「ゼロベースで見直し」とされ、最終的には「削減」、その結果を受けて小林は選外となった。これでは日本で光免疫療法の研究が続けられない。小林は翌年春からの東大教授就任の内定を得ていたが、泣く泣く辞退せざるを得なかった。

小川が「がん細胞がぷちぷち壊れていく」のを発見したのは２００９年5月、民主党が衆議院議員選挙に勝利したのは同年8月だ。ほんのちょっとした時間差だが、もしこの時に予算を獲得できていたら、研究はどうなっていたのだろうか。

付け加えれば、小林は京都大学の教授選にも落ちている。２００３年末、小林の出身学科である京大医学部の核医学画像診断科の教授にと声がかかって応募した。当時、京大病院の病院長で第2外科の教授だった田中紘一が推してくれたのが大きかったという。医学部長の本庶佑も推薦してくれたが、選任されたのは別の人物だった。

時を戻そう。治験段階に入り、楽天がグループを挙げて後押しをする光免疫療法ほどの規模となれば、政府が興味を示すのは当然とも言えた。治験が終われば治療法が完成するわけではない。科学研究や開発に資金や研究施設、人員が必要である以上、政治とは無縁ではいられない。

詳細を小林は語らないが、小林が対話を重ねたのは政権中枢に位置する有力議員をはじめ、歴代の厚生労働大臣や政権与党の厚労族の議員、厚生労働省の役人たちだった。

アメリカでの治験を追いかけるように日本でも2018年3月から治験が開始、小林と楽天メディカルは早い段階から日本での早期承認を視野に入れていたようだ。というのも、アメリカでは治験結果が良好なのを鑑みて、光免疫療法を「ファストトラック（早期承認）に指定する」というアナウンスを受け取っていたのだ。

「ファストトラック制度」というのは、がんの治療法などの開発を促進し、審査の迅速化を図る制度だ。有効な薬がない場合に加え、既存薬の有効性や安全性を上回ると期待される場合に指定される。

小林は日本でも、第Ⅰ相の毒性検査を行った後は、すでに30人の結果が出ているアメリカの治験結果と合算すれば、厚生労働省から早期承認を得られるのではと見込んでいた。これには光免疫療法が二つの制度の承認を得る必要がある。

ひとつは「先駆け審査指定制度」だ。最先端の薬や医療機器を日本国内でなるべく早く患者へ提供するために、国が承認に関する相談や審査を優先的に取り扱うものだ。治療薬が画期的であることや有効性の高さなどを鑑みて指定を受けると、通常1年以上かかる審査期間を半年程度に短縮することができる。

もうひとつが「条件付き早期承認制度」だ。重篤な疾患に対して有用性が高い医薬品を早期に実用化するため施行された制度で、「医療上の重要性が高いこと」や「臨床試験で一定の有効性や安全性」が示されれば承認を得ることができる。一定の条件付きながら、第Ⅲ相試験を実施する前でも製造販売が認められるのだ。


「ひとりの天才がいるだけではダメ」

日本での治験はまず、頭頸部がんが再発し、すでに有効な抗がん剤などもないとされた3人の末期がん患者を対象にして行われた。3人のうち2人のがんは小さくなり、残念ながらひとりはがんが悪化してしまったが、いずれも治験が原因と見られる重篤な副作用はなく、光免疫療法の安全性は確認された。

第Ⅲ相の治験を受け持ったのは北海道大学病院、国立がん研究センター東病院、久留米大学病院、がん研有明病院、宮城県立がんセンター、国立がん研究センター中央病院、岡山大学病院、神戸大学医学部附属病院、愛知県がんセンター、大阪国際がんセンターの10ヶ所。

がん研究センター東病院で光免疫療法の治験を担当したのは先端医療開発センター長である土井俊彦だ。土井は消化管内科医で内視鏡の専門医である。

「最初に光免疫療法の機序、メカニズムを聞いた時は半信半疑だったのですが、小林先生のお話を聞くうちに、これはすごいと思うようになりました」

実際に治験が始まるとその思いをさらに強くしたという。

「普通、内視鏡や腹腔鏡で対応するなら、かなり高度な技量を要求されるような身体の奥の方にあるがんでも、光免疫療法なら比較的簡単に対応できることもわかりました。どういうことかというと、光免疫療法は患部に光を当てることができればがんを殺せる。

つまり、内視鏡で見える範囲とがんを殺せる範囲がイコールな治療法であるということです」

「がんを見ることとがんを治すことは近い」とは小林も言っていたが、土井もまた同じことを言う。

「例えば、人間ドックなどでも使う胃カメラがありますね。先端にライトがついています。そのライトを可視光から近赤外線光に変えてやれば、そのまま光免疫療法の治療に使うことができると思いませんか？ 早期の胃がんや大腸がんは今は内視鏡や腹腔鏡による手術が中心ですが、光免疫療法なら患部を切るのではなく、胃カメラを飲んで光を当てるだけでがんを治せる可能性があるわけです」

日本の消化管内視鏡の診断学や治療技術は世界のトップレベルにある。新しい治療法は、日本のこうした医師が現場で使ってみるだけで、医療機器開発の新たな可能性をも広げる。しかも内視鏡の世界市場はオリンパスだけでシェア7割を占める。富士フイルムとペンタックスを合計すると9割以上だ。メーカーの高い技術力がさらに医療の可能性を広げていく。三木谷が言うように「ひとりの天才がいるだけではダメ」で、「いろんな人が関わって初めてできるもの」なのだろう。

土井は、使用する抗体の量が少なくて済むことも光免疫療法の利点に挙げた。

「使用する量が少なくて済むというのは、副作用が少なくて済むということですよね。光免疫療法は抗体にセツキシマブを使っていますが、分子標的薬として使う場合の10分の1程度で済むんです。もともと分子標的薬は副作用があまりありませんが、患者さんへの負担が少なくて済むというのはとてもいいことですよね。患者さんに心臓の合併症がある場合、がんの手術をすれば手術関連死のリスクがどうしても高くなってしまう。そんな場合でも、オプションとして光免疫療法を選べるようになれば、患者さんの選択肢を大きく広げることになるのです」

小林の言っていたことを裏書きする言葉だ。

愛知県がんセンターの頭頸部外科部長兼副院長、花井信広はこう言う。

「早期の症例や別の部位まで適応拡大されていくといいですよね。そのために現場から提案して改善していきたいところもある」

のど仏の骨の裏側などどうしても光が届きにくい場所があるので、光ファイバーの形状にもバリエーションが欲しいと言う。

「光免疫療法に関する正確な情報も広げていきたいですね。まだ一般にはあまり知られていないですが、施術後にかなり痛がる患者さんもいます。ほとんど痛みを感じない人もいますが、がん細胞だけが無痛でスルリと取れるわけではないということです」

メカニズム的にはがん細胞だけが壊れ、正常細胞に影響がない。痛みは生じないはずだと思うが、実際に施術してみると、神経細胞は生き残るものの壊れたがん細胞が炎症を引き起こすことがある。すると神経が通る場所によってはその刺激によって痛みが生じてしまう。ものが言えないマウスではわからないさまざまな現象が起こるのも実情のようだ。

日本での治験開始は、大きく報道されたこともあり、どこの病院も問い合わせが殺到したようだ。がん研究センター東病院も例外ではなかったという。

日本全国でおよそ170万人いると言われているがん患者のうち、70万人が適切な医療を受けられない「がん難民」になっていると言われる。そのすべてが医療の恩恵にあずかれないわけではないだろう。だが、「もはや治療のしようがない」ために「がんと生きる」ことを余儀なくされている人も何万人、何十万人といるはずだ。そうした人たちにとって、またその家族にとって、光免疫療法の治験のニュースが「もしかしたら治療を受けられるかもしれない」という希望をかき立てたとしても無理のないことに思える。

そしてその状況は、国の承認を受けた後も大きくは変わっていないことも最後に触れておかねばならない。

辿り着いた国内承認

光免疫療法の薬剤RM-1929改めASP-1929（商品名：アキャルックス。一般名：セツキシマブ サロタロカンナトリウム〔遺伝子組換え〕）は2019年4月に「先駆け審査指定制度」の対象となり、2020年3月に厚生労働省に薬事申請、同年5月に「条件付き早期承認制度」の適用が決定された。

同年9月2日、近赤外線照射装置（バイオブレードレーザシステム）も製造販売承認を取得、これらをもって同月25日、光免疫療法は申請からわずか半年という短期間で世界で初めて承認された。第Ⅲ相の国際共同治験の結果を待たずに出された承認だった。

薬価は1瓶（50mL）で102万6825円と算定された。治療費は患者が成人であればアキャルックスをおよそ4瓶使用し、施術代などを合わせた計算で最大600万円程度になる。ただし、日本では「高額療養費制度」が適用されるので、実際に患者が支払う額は月額上限で最大約30万円と算出されている。年収が500万円程度の人なら月額上限は13万7000円ほどだ。今後、適応拡大などにより、薬価はもっと下がっていくだろう。

FDAの承認は第Ⅲ相の結果待ちだ。アメリカや日本だけでなく、台湾やインドなどでもデータを集めている頭頸部がんの第Ⅲ相国際共同治験は275例を目標患者数としている。楽天メディカルの当初の予定では2021年12月に終了する計画だったが、新型コロナウイルスの影響で多少延びており、その結果次第ということになる。

ともあれ、アメリカ、台湾、インドなどでも申請を控えている。

日本での承認から4日後、ホテルニューオータニで開かれた記者会見で三木谷はこう述べた。

「残念ながら私の父の治療には間に合いませんでしたが、世の中のためにも、自分の資産を使う価値のあるプロジェクトだと思って挑戦してきました。世界でがんに苦しんでいる人々にとっては、非常に大きなマイルストーンになったのではないかと思います」

翌日、小林はこう言っていた。

「今回、光免疫療法の対象になったのは頭頸部がんのうち、手術が難しいものや局所再発した進行がん。正直に言って、今回の承認で対象となる患者さんは決して多くはありません。ただ、光免疫療法が現実の医療として届けられるようになった。これは大きな一歩だと思っています」

そもそも、日本人がかかるがんのうち、頭頸部がん（甲状腺がんを除く）は5％だ。そのうち、光免疫療法の治療の対象となるのが「手術が難しいものや局所再発した進行がん」だけとなると、ほとんどのがん患者は治療対象とならないというのが現実だ。依然、「がんとともに生きる」よりない。

だが、小林と三木谷はじりじりとでも前に進み続けることをやめていない。

現場の医師より

現場の医師の声も伝えておこう。

「光免疫療法というものがあると知った時の第一印象は、今までにないアプローチだったので、正直なところ、期待が半分、不安が半分という感じでした」と言うのは、東京医科大学の耳鼻咽喉科・頭頸部外科で主任教授を務める塚原清彰だ。

塚原はこれまで3000例を超える頭頸部腫瘍手術を行ってきたベテランだが、かなり早い段階から手術支援ロボット「ダヴィンチ」を臨床現場に導入するなど先進的な試みを採り入れている。「手術だけでは限界がある」と化学療法や放射線治療を組み合わせた治療も積極的に行ってきた。

「光免疫療法の話はちらほらと噂に聞いて知ってはいましたが、そのうち学会でもよく耳にするようになってきました。その後、2020年の初めの段階で、治験を実施しているがんセンターの先生たちからも頻繁に聞くようになってきたので、うちの病院でも導入しようかという話になりました」

東京医科大で光免疫療法の最初の施術が行われたのは2021年3月だ。

患者は70代男性。喉頭がんが顎下リンパ節に転移しており、すでに節外浸潤していた。TNM分類は〈N3b〉。一般的なステージ分類で言えば〈ステージⅣb〉。ぎりぎりの段階と言っていい。顎の下に転移した腫瘍はピンポン玉大、半分ほどが喉の皮膚を突き破って剥き出しになっている状態だった。「切除不能な局所進行または局所再発の頭頸部がん」という適応基準を満たしていた。

塚原が患者に「光免疫療法という新しい治療法が使えそうだ」と伝えると、「ぜひ受けてみたい」と同意を得たため、「施術する前日に薬剤を投与して、当日は直射日光が当たらないように布団をかぶってもらってオペ室に運びました」という。

光免疫療法の施術は室内の照度を落として行われる。楽天メディカルが「バイオブレードレーザシステム」として提供している照射装置は690㎚の安全なレーザー光を発する。医師や看護師たちはレーザーから目を守るために緑のレンズのゴーグルをかける。見慣れない光景だ。

患部に直径1ミリの光ファイバーを数本挿し、近赤外線の照射を開始する。

施術を開始すると、塚原は腫瘍そのものが発光しているように感じたと言う。

「腫瘍は場合によっては一晩で取れることもあるそうですが、私が診た患者さんの場合はむしろ翌日にはあまり変化がありませんでした。4日後に顔の腫れがあって、その後、腫れが治るのと同時に腫瘍も縮小した感じです」

ピンポン玉大だった腫瘍は梅干し大まで小さくなったという。

「光免疫療法は患者さんの負担が少ないんだなということも実感しています」と塚原は言う。

「例えば今回の患者さんが手術を選択していたら、腫瘍を切除すると同時に欠損部分を埋めるために肩などから筋肉を移植する手術も必要になるんです。そうすると合計で7時間程度はかかってしまう」

しかし、光免疫療法なら全身麻酔の導入を含めて1時間程度で済む。

「施術後の数日間は直射日光を避ける必要がありますが、集中治療室に入ることもなく、翌日にはご飯も普通に食べていました。ご本人もすごく喜んで、もう少し腫瘍を小さくしたいねということで、6週間後に再び施術を行いました。2回目は腫瘍の中と腫瘍表面に光を当てる方法を併用しました」

この患者のがんは2回目の施術でも完全には消え去らなかったが、塚原は光免疫療法を導入してよかったと考えているという。

「まだ1例目ですので、今後も経過を見て検証していく必要はあります。ですが、臨床現場での選択肢が増えた、がんを倒す武器がひとつ増えたというのが正直な実感です。将来的には早期のがんについても適応になればいいなと思います。そうなればどんどんやっていきたいですね」

小林が言っていたことがある。

「ある人から、光免疫療法は黒船に近い医療かもしれませんね、と言われたんですよね。

数年後には外科医の仕事がなくなりますよと言う人もいました」

　小林自身は、がん治療において外科医の仕事がなくなるとは思っていないという。だがそう聞いて、恩師の田中紘一に話してみたことがあるという。

「田中先生とお会いした時に、光免疫療法が完成したら、がんの手術はほとんど要らなくなりますよって言ったら、手術しないで治るんやったらそれがいちばんいいって。あの名外科医がそう言ったんです。患者さんにとっても、やらないで済むのなら、身体に負担を強いる手術は受けないほうがいいと」

　頭頸部がんの患者に話を聞いたことがある。

　咽頭がんや喉頭がん、舌がん、甲状腺がんなど顔や首にできるがんの総称が頭頸部がんだ（脳腫瘍や眼球のがんは除く）。「頭頸部がん患者友の会」の佐野敏夫東京患者会代表理事は自らも舌がんを克服し、数々の患者たちの声を聞いてきた。その上で頭頸部がん治療の問題点を指摘する。

「頭頸部がんは治った後も問題が多いんです。大きな手術をすれば顔が歪んでしまったり変形してしまうこともある。顔の皮膚が引き攣ってまぶたや口が閉じなくなってしまう人もいます。手術痕についても、首から下のがんなら服で覆えますが頭頸部の場合は隠しづらい。その結果、引きこもりやうつになる人もいる。他のがんと比べて自殺率も高いんです」

後遺症にも悩まされる。

「私は手術で舌を切除して5分の1程度しか残っていないので、今も味はよくわかりません。発音も不明瞭になりました。のどのがんになれば声を失う可能性もある」

佐野は4回におよぶ口腔手術で唾液腺も切除している。そのため唾液が出ず、食べ物をうまく飲み込めない。10年以上、流動食の生活だという。

口の中に放射線を当てると多くの人が口内炎を発症する。口の中全体に口内炎ができてしまうと激しい痛みで食事ができなくなるだけでなく、歯磨きをすることも水を飲むことさえままならなくなる。口内が不衛生になることで肺炎を起こしたりすることもあるという。

「これも放射線治療の影響だと思いますが、私の場合は施術から10年経って骨髄炎を発症しました。そのために歯を全部で12本も抜いて、顎に肩甲骨の一部を移植する大手術を受けました。もし、当時、光免疫療法を受けていたら、術後の経過も現在とは違うものになっていたかもしれません」

今でこそがん患者のＱＯＬ（Quality of Life：生活の質）向上に官民の意識が向くようにはなったが、それでもＱＯＬが低下すれば抑うつ傾向が強まったり、ひいては身体機能の低下を招いたりすることにもなるという。

あくまでもしもの話に過ぎない。だが、光免疫療法が使えていれば、舌はもう少し温存できていたかもしれない。味蕾の正常細胞が残っていれば味がわかったかもしれない。唾液腺を切除する必要も放射線治療の影響が残ることもなかったかもしれない。

当時の担当医はベストを尽くしただろう。だが、と思わずにはいられない。

光免疫療法がその力をもっとも発揮するのはむしろ早期のがんにおいてではないか。

光免疫療法ではない治療

この章を終える前に、いまだに小林の光免疫療法と誤解される治療法を挙げておく。

第一章でも書いたように、自由診療のクリニックで行われている「光免疫療法」は小林の開発したものとは別物だ。楽天メディカルの公式サイトにも「弊社製品による治療は、クリニックでは実施しておりません」と明記されている。治療を受けられる施設は楽天メディカルのＨＰに掲載されているのでそちらをご確認いただきたい。

また、これはむしろ医師に誤解している人が多いとのことだが、「光線力学療法（PDT：Photodynamic Therapy）」ともまったく違う。光線力学療法もやはり光を使ってがん細胞を攻撃する治療法だが、共通点は「光を使う」ということだけだ。

「考え方はほとんど真逆と言っていいかもしれません」と小林は言う。

PDTの歴史は古く、原理自体は100年以上前に考案されている。日本では1996年以降、早期の肺がんや胃がん、食道がん、子宮頸がんに対して保険適用となっている（2014年には悪性脳腫瘍に対しても保険適用）。

PDTの大まかなメカニズムとしては、がん細胞に長く留まる性質をもった光感受性物質にレーザー光を照射することで患部周辺に「活性酸素」を発生させ、がん細胞を変性・壊死させるというものだ。こちらは近赤外線ではなく可視光線を使う。

「活性酸素は周辺の細胞などを強力に酸化させる力があるので、その酸化力を使ってがん細胞を殺傷しようとする方法です」

PDTのメリットとしては、光感受性物質と結合したがん細胞をある程度狙い撃ちにできるために正常細胞を傷つけることが少ないと言われているが、実際にはそれほど厳密にはがん細胞と正常細胞を選別できないと小林は指摘する。

「PDTで使用しているフォトフリン、レザフィリンという光感受性物質のがん細胞への集積は、正常細胞と比べて約2倍と言われていますので、確かにある程度はがん細胞と正常細胞を区別できます。しかし、光免疫療法のような細胞レベルでの選択性はありません。ですから、光を当てると、どうしても周辺の正常細胞も傷つけてしまうのです。また、がん腫瘍というのは通常は〈ハイポキシア〉といって低酸素の状態です。この低酸素の環境が抗がん剤や放射線治療を効きづらくさせている一因でもあるのですが、がん細胞自体は酸素があまりない過酷な状態でも生き延びることができるんですね。つまり、腫瘍内部はもともと低酸素の状態なので、PDTで腫瘍周辺の酸素を活性化させようとしてもなかなか思い通りにはいかないはずです」

一方の光免疫療法は、〈ハイポキシア〉な腫瘍内環境でこそ効率よく反応するという実験結果が出ている。

「人生最後の山」

光免疫療法は楽天メディカルでは「アルミノックス治療」と名づけられ、現在、切除不能な局所進行または局所再発の頭頸部がんに対して、国内の100以上の施設で実施が可能になっている。これは、ＥＧＦＲを発現するがん細胞をターゲットとし、実用化されている「ＡＳＰ‐１９２９」（ＲＭ‐１９２９の現在の名称）を使ったものだ。

第一章で述べた制御性Ｔ細胞をターゲットとする「ＲＭ‐１９９５」は肝転移を対象にした治験が始まっており、ＮＩＨでは「アキャルックス」の早期の頭頸部がんを対象にした治験が始まっている。

さらにＰＤ‐Ｌ１を発現するがん細胞をターゲットとする「ＲＭ‐０２５６」が現在、前臨床段階にある。ＰＤ‐Ｌ１は悪性黒色腫（メラノーマ）、肺がん、尿路上皮がん、消化器がん、婦人科がん、乳がん、頭頸部がんなどで多く発現し、Ｔ細胞の表面に多く発現するＰＤ‐１と特異的に結合するタンパク質で、第一章でオプジーボの説明をする際に触れた。オプジーボがＰＤ‐１に「フタをする」のに対して、そこに結合しようとするがん細胞を攻撃するもので、ＲＭ‐０２５６が免疫チェックポイント阻害剤としても作用するかが注目される。

小林は言う。

「順調にいけば、今後は乳がん、子宮頸がん、大腸がん、肝臓がん、腎臓がん、肺がん、すい臓がんなど、ほとんどの固形がんに対応できるものと考えています。おそらく２０

２０年代のうちに全体の８割から９割の固形がんを治せるようになると見込んでいます。承認には多少時差はあるかもしれませんが、標準治療として認められていってもらいたいと思っています」

そうなれば現場の医師の負担も軽くなるのではと見込んでいる。

「施術は点滴を打って光を当てるだけです。もちろん講習は必要ですが、手順を覚えれば誰にでもできるようにしたい。そういう意味ではものすごくフレキシビリティが高いし、治療する側としても非常に使いやすいと思います」

もし効きが悪いなと思ったら、２回、３回と分けて光を当ててもいいと言う。

「今のところ４回までは保険も利きますし、化学療法や放射線治療のように用量や治療回数に制限もない。何回でも治療できるというのは利点です。無理して１回で治そうとせずにちょっとずつ治していけばいいんだと思います」

現場の医師にとってこの点はこれまでと勝手が違うところかもしれないと小林は言う。

「効きすぎる場合は、光を当てすぎないなど調整してやればいい。これまでは患者さんへの負担を考えると何度でも試せる治療法はありませんでしたが、光免疫療法ならそれが可能です。その点だけを見ても十分に画期的ではないでしょうか」

「将来的には、虫歯を治療するみたいに、気軽にがんを治せるようにしたいんです」と言うのは楽天メディカルで指揮を執る三木谷浩史だ。

「私が小林先生と出会ったのは2013年で、まだマウスでの実験しかしていない頃でした。あれから10年足らずでここまで来られたことを、驚異的なスピードだ、歴史的な快挙だ、と評価してくれる人もいますが、インターネットの進化のスピードから比べればぜんぜん遅い。もちろん、人の命がかかっていますので、薬ができたからハイッと言って世の中に出せるものではないというのはわかりますが、まだまだこれからです」

小林に三木谷との関係を聞いてみた。

「三木谷さんとは、今後も対等の立場でいたいというか、同じ方向を向いて一緒に走りたいと思っています。僕ができることというのは、研究者のひとりとして、きちっと研究をして真実を伝えることです」

だから、「三木谷さんとはべったりの関係にはなりたくない」と言う。

「僕は、いまのところ、サイエンティストでいたいというか、バイアス（偏見）を持って見ない目がほしいんですね。会社の内側に入ってしまうと、どうしても自分たちの研究がうまく行ってるように見せたくなるものです。都合のいいデータを上げるようになってしまうかもしれない。それは、いやなんですよね。僕は絶対に嘘はつきたくない。三木谷さんにも、もし都合の悪いデータが上がってきた場合もそれは伝えますからとはっきり伝えてある」

小林は若い頃からこうやって研究者としての自分を貫いてきた。

「ただ、そういうことを会社や組織の中でやろうとするとメンタル的にきついですよね。わいわいと盛り上がる方向にいった時に、これはだめだ、やめたほうがいいと言える人は少ないと思う。でも、僕は間違っていることはちゃんと言うし、都合の悪いこともきちっと言える人間でありたい。もちろん僕が間違うこともあるだろうし、その時に自分の発言を修正して撤回することもあるでしょうけど、バイアスのない目を持って正しいと思ったことを言えなくなるのがキツい。だから、楽天さんに雇ってもらったりはしたくないんです。僕は心が弱いので目が曇っちゃうから」

その言葉の通り小林は研究者としてＮＩＨに所属したまま、２０２２年４月に誕生した関西医科大学の光免疫医学研究所の所長に就任し、日米を往復しながら旺盛に研究活動を続けている。

かつて小林はＮＩＨでの取材の別れ際、研究者にとっての研究テーマをこう例えたことがある。

「研究テーマって山みたいなもので、どの山に登ろうか、どのルートで登ろうか、装備はどうしようか、そうやって考えながら決めていくんですね。登ってみたけどあっさり登り切っちゃったとか、あ、これはダメだと降りちゃったりとかそういうこともありますし、僕がそうしているというだけかもしれないですが」

そう言って言葉を切った。

「光免疫療法は、僕にとっては人生最後の山ですよね。しかも大きな。こんな山に登れたら気持ちいいだろうなあと思いながら、頂上を目指す感じですかね。やらなきゃいけないことがそれこそ山のようにありますけどね」

次の章では、小林がなぜその「山」に辿り着けたのか、その歩みを辿ってみたい。

第三章　小林久隆という人

ノーベル賞はありうるか

光免疫療法はなぜ誕生したのだろう。

ニュートンは木からリンゴが落ちるのを見て万有引力を発見した。リンゴが落ちるのは地球に重力があるからではないか。何を当たり前のことを、と思うかもしれないが、ニュートン以前にも木からリンゴが落ちるのを見た者は何人もいたはずだ。だが、引力を発見したのはニュートンだけだった。

後世から見れば、〝発見〟はいわば「必然」であり、なぜそのことに気づかないのか、とさえ思うかもしれない。光免疫療法の場合、少なくとも「がん細胞がぷちぷち壊れていく」のを最初に目撃した小川美香子にとって、当初の研究の目的は「がんを可視化すること」だった。

小川は言う。

「小林先生だったからあの現象を見た時に、すごい！と言えたんだと思います」

小川はもし自分だったら、がん細胞が死んでしまった時点で何もしなかったかもしれないと言う。短い論文の一本すら書かなかったかもしれないと。

「もし小林先生じゃなくて私やほかの人がＰＩ（Principal Investigator：ラボの主宰者）としてあの現象を見つけていたら……光免疫療法は完成しなかったと思います」

それはなぜなのか。

「やっぱり小林先生のベースがお医者さんだからだと思います。小林先生は若い頃に放射線科医として臨床の現場で患者さんと向き合っていて、それから研究の道に入られた。でももともとはがんという病気を治したいと思ってお医者さんになったはずなんです」

最前線で研究を行うサイエンティストであり、臨床現場を知る医師であること――2つを同時にこなすのは至難の業なのだ。

「だから、いつかは治療につながる研究をと思いながら、画像診断の研究を続けていた。私は薬学部の出身ですけど、ずっと目の前の狭い範囲の研究しかしてきていないので、研究者としての視野も狭いんですね。同じ現象を目の当たりにしても、それが何の役に立つか想像すらできなかった。実験の最中にがん細胞が死んでいったら……それはよくよく考えたら、すごいことなんですけど、私は〝実験としては失敗だ〟と考えてしまった。でも、小林先生にとっては失敗じゃなく、大声で叫ぶほどの大成功だった」

この時小林が口にした言葉を、小川は今でも覚えていると言う。

「僕らの実験に失敗なんてないんやで。自分が望むような結果が得られなくても、それは失敗と違う。それで真実を知れるんやから無駄な実験なんてひとつもないんや」

世界で初めてiPS細胞の作製に成功し、ノーベル医学・生理学賞を受賞した京都大学iPS細胞研究所（CiRA）名誉所長の山中伸弥教授も言う。

「小林先生がすごいのは、ご自身の脳内で医者と化学者を融合させてしまったことですよね」

山中は「これは本当にすごいことなんですよ」と繰り返す。

「光免疫療法は、〈優れたがんの研究者〉と〈免疫にも詳しい化学者〉がどこかで偶然に出会って、意気投合した二人が運良く共同研究者にならないと生み出せないような治療法なんです。医学の分野にいるがんの研究者と化学者は、同じサイエンティストですが、思考するための言語が違う。ですから、普通ならあまり深い会話になりません。自分の研究に異分野の知識や考え方を導入するのはそれほど難しいことなんですね。そのために私たちの研究所もオープンラボにして、いろんな分野の研究者が交流しやすい空間を作っていますが、小林先生はそれをたったひとりでずーっとこなしているんです」

山中は、一研究者として小林を心から尊敬していると言う。

「小林先生はノーベル賞は取れないとおっしゃっているようですが、そんなことはないと思います。僕は最初に光免疫療法のアメリカでの治験の結果を見せてもらった時、本当にびっくり仰天したんです。がんにこれほど効く治療法ができたのかって。今後、いろんながんに効くということが実証されていったらノーベル賞受賞も充分ありえると思います」

「同世代のヒーロー」

やはり京大の理系出身で、早い時期から光免疫療法の取材を続けてきたテレビマン、テレビ朝日の玉川徹はこう言う。

「小林先生ご本人は裏表のないサバサバした方なんですけど、光免疫療法を生み出せたのは、なんて言うんだろうなあ、本当に頭のいい人が〝多くの人に役立つことをしたい〃と考えながらその頭脳を適正に使った結果ですよね、きっと」

玉川は自身が出演する「羽鳥慎一モーニングショー」でもたびたび光免疫療法を取り上げてきた。アメリカに飛んでＮＩＨの小林の研究室からリポートしたこともある。

「僕は、親友をがんで亡くしたことがありましてね、それ以外にも若い頃から周りの人ががんで理不尽に命を奪われていくのを見てきた。だからがんに興味を持って、治療法についてもいろいろと勉強して、取材してきたんです。光免疫療法は、数あるがん治療の中でも切り札になるものでしょう。初めて知った時は、こういう治療法が〃やっときたか〃と思いましたね。衝撃でしたよ衝撃。小林先生にはノーベル賞、取ってほしいですね」

玉川の年齢は小林より2つ下で、同時期に京大に通っていた。取材以外でも小林とは連絡を取っており、小林が帰国すると食事に誘う仲だ。

「僕は農学部の劣等生でしたけど、小林先生は学生時代もめちゃくちゃ勉強してたみたいですね。医学部だったのに化学ばっかり勉強していたって聞きました。京大って、勉強しないつもりならまったく勉強しないで卒業できるんですよ。そこが東大と違うところだと思うんですが、勉強したかったら徹底的に勉強させてくれる。学部が違おうがなんだろうが、ほんとに学びたいという人は排除しない。だから、小林先生の貪欲な知識欲とそれに応える当時の京大の校風みたいなものがマッチしたと思うんですよね」

小林の大学院時代を知る関西ろうさい病院放射線科・放射線診断科部長の上甲剛は言う。

「同世代のヒーローですよ」

上甲もまた、小林と同じく早口でしゃべる、飾らない性格の持ち主だ。小林の実家と自宅も近く、今では家族ぐるみの付き合いだという。

「小林は京大で僕は阪大。大学も違うし年齢でいうとこっちが1コ上なんですが、僕の方がいつも教わってる感じですね。なんせカッコいいですわ。本当の意味でトランスレーショナル・リサーチ、分野を跨いだ研究をしているわけですよ。新しい医療を開発して、安全性を確認して、日常医療へ応用していく。イメージングから含めて筋道をぜんぶ自分で作って、それを検証して、なおかつオリジナルの治療法まで作っちゃうって。普通、ひとりじゃ絶対に無理ですやん、そんなこと。そら、現代の医学分野のレオナルド・ダ・ヴィンチですよ。平賀源内のほうがいいかもしれへんけど、野球で言うたら、見かけはぜんぜんちゃうけど、大谷君ですよ」

上甲がたとえに挙げたのは、メジャー・リーグのロサンゼルス・エンゼルスで活躍する背番号17だ。

「二刀流の大谷翔平。投げて打つ。ピッチャーで先発して、バッターでホームランを打つ。普通はね、ほとんどの人がバッターならバッター、ピッチャーならピッチャー、ひとつに集中せんと怪我するぞってなるんです。挑戦する前から叱られる。もちろん、小林にしてもおとなしく画像診断だけやっとれば日本で教授になれたはずやし、がんを治すなんてハナから無理やからやめときやって言う人もいたはずなんです。アホちゃうか、テーマがデカすぎるわって。でも、小林も大谷君も諦めなかった。そのへんのスケールが常人とはちょっと違う」

医師で化学者で免疫学者

上甲の話をしばし続けたい。

「専門外の人にはなかなかわかりにくいと思うんですけど、彼は大学院の学位をたしか免疫核医学で取っているはずです。ただ、画像診断が得意な人間が免疫学にも造詣が深いって、普通はありえないんですわ。なぜなら、天秤の両端にあるような学問だからです。画像診断の領域はモルフォロジー、形態学と言ったりもしますが、化学に強い人はだいたいこの形態学が苦手な人が多いんです。だから、昔、試験管ふってる化学屋さんたちが言ってたのは、『僕らは形態学が苦手やけど、形態学に助けられて実証できることが多い』と。でも小林は、研修医の時にいろんながんを見まくっていたので、がんの形状の違いなんかにも詳しいわけですよ。モルフォロジストとしてのバックグラウンドを持ちつつ免疫学者でもあるという感じなので、両極端なものを持ってる人。そんな人ね、世界中の研究者を見渡してもほとんどいないですから」

小林はそもそも、画像診断ばかりでなく免疫学においても専門家なのだ。

「人ってね、モノを考える時に、普通はひとつの平面が広がっている世界で考えるじゃないですか。でも、彼の場合は、たぶんその面がたくさんあるんですよ。たとえば座標点では、ぼくらはXYだけど、彼はXが無限nくらいあるんやないかと。いや、ほんまにね、笑っちゃうけど、その点がどの座標軸にかかっているか、あの人はね、きっと頭のこんな後ろの方から、別の視点で見渡すことができるんちゃうかなあ」

論文を仕上げるスピードも尋常ではないという。

「まだ僕らが若い頃にね、こんなことがありました。小林が『上甲、お前、論文なんぼ書いた?』って言うから、僕はやっと70本やと答えたら、小林は『おれ、150本書いたぞ』と。で、こっちが必死に100本を超えた時に向こうは250本やって。なんかもう途中からだんだんアホ臭くなってきてね。でも、不思議と悔しくもなくて、逆に清々しいわけですよ。それに、彼の論文を読むと年を経るごとに質がよくなってきてる。僕も日本人としては比較的早く書く方なんですけどね。彼は尋常でない早さ。リサーチの内容も多いからやと思うけど、とにかくNIHでもすごいペースで論文を書いていて、その時はまだイメージングの研究をしてたけど、あれは、2009年に会った時やったかな、言うことがそれまでとコロッと変わっててね。それまではがん細胞だけをピカッと光らせると言うてたのが、もうこれからは治療やと急に言い始めて。そこからの展開も早かった。こっちは話を聞いてるだけでついていくのが精一杯でしたけど、聞いててめちゃくちゃ興奮しましたよね」

「まっすぐではなかった」道

こうやって証言を並べてみると、光免疫療法の誕生は、桁外れの頭脳と才能、熱意がある優秀な学者である小林久隆という人物が努力を重ねた果ての必然であり、小林の成功はあらかじめ決まっていたかに思える。

だが、小林への取材を続けていると、果たしてそうなのだろうかとも思わされる。

改めて小林の経歴を記してみれば、「天才」の経歴として申し分ない。１９６１年生まれ、兵庫県西宮市出身。灘中学、灘高校を卒業し、1浪して京都大学医学部に入学。放射線科医として臨床を経験した後、京都大学大学院で博士号を取得。34歳でＮＩＨに留学し、一度は日本に戻るものの再び渡米、現在はＮＩＨで終身の主任研究員であり、関西医科大学の光免疫医学研究所の所長でもある。

アメリカなど欧米の大学には一般に、優秀な教員の自由な教育活動や研究活動を保障するため、大学教員としての身分を定年まで保障する終身在職権《テニュア》制度がある。アメリカのアカデミズムの世界で生きていくには、このテニュアを得られるかどうかが分かれ道になる。研究者にとってひとつのゴールと言ってよいが、小林はその権利をアメリカを代表する研究機関で得ているのだ。

だがその一方で、小林の京都大学でのキャリアは助手止まりだ。京大の教授選では落ちている。東大教授になる話は最後の最後で辞退することとなった。最初の渡米の際には自信満々で持ち込んだ研究成果がＮＩＨで相手にされず、帰国後はどん底の研究生活を経験している。事実上、日本でのキャリアを捨てて渡米した末の現在と言っていいかもしれない。

小林自身、こう言う。

「振り返ってみると、まっすぐな道ではなかったです」

そして照れたように目を伏せながらこう続ける。

「何ひとつ無駄なことはなかったですけどね」

第一章で見たように、光免疫療法は一見、シンプルな治療法だ。だからこそ「エレガント」とも言われるし、汎用性も高い。

だが、この治療法をひとりの人間が構築しようとするのが至難であることはここに挙げてきた証言からも明らかだろう。

光免疫療法の根本の仕組み、「抗体にがん細胞を攻撃する物質、ＩＲ７００を載せてがん細胞だけに届ける」ためには抗体医薬の知識を使いこなせなくてはならない。ＩＲ７００の開発には化学の深い知見が必須だし、近赤外線を扱ったり体内で起きた現象を把握するイメージングの機器を操ったりするためには物理学の理解と応用が必要で、がん細胞を破壊した後の体内の免疫の働きをどう捉えるかには免疫学の知識が不可欠だ。

実際、それぞれに一流の研究者である小川と山中が小林の化学における、山中と上甲は免疫学における、小林の専門家としての理解度の深さを証言している。いみじくも上甲は、「本当の意味でトランスレーショナル・リサーチ、分野を跨いだ研究をしているわけですよ」とも言う。

なぜ小林は分野を跨いで学び続け、知識を吸収し続けたのだろう。

もしかしたら小林は、「まっすぐ」でない道の曲がり角に突き当たるたび、道のその先に進むためにはそれらが必要だったからではないか。

小林が頭に描いていた治療法は、当初からシンプルで汎用性が高いものだったのではなく、辿り着いた光免疫療法がシンプルで汎用性が高いものに**なった**のではないか。

小林の歩んだ道を辿れば、その答えが見えてこないだろうか。

謳歌した大学院時代

渡米前の小林は大学院で研究生活を謳歌している。

博士号を取るための学位論文は、普通であれば執筆に4年はかかる。それを小林は持ち前のバイタリティで大学院2年の終わりに早々に目途をつけ、残りの期間は補強の実験を繰り返しながら、関連する勉強会や学会にも積極的に足を運んでいた。のちに留学する際、世話になったNIHの研究員と出会ったのもそうした学会のひとつだった。

小林と上甲が最初に会話したのは発表会後のトイレだった。

「よう覚えてます。おしっこするのに隣になった。当時、大阪の中之島のそばに厚生年金病院（現JCHO大阪病院）というところがあって、そこで小さな発表会をやってたんですよ。その時におもしろい発表をしていたのが小林でした。小林も院生でね。原発巣の臓器にかかわらず、似たようなビヘイビア（振る舞い）をするがんがあるというものでした。それで、僕はへえ、と思ったんですが、発表の後にトイレにおったんで、兄ちゃん、おもろいなアレ、と声をかけたら、隣で朝顔の前に立ってた小林も、おー、おもろいと思う？と返すから、うんうんと。それからちょくちょくメシを食うようになって」

そもそもの出会いは京大でだった。

「当時大学院生の僕は研究テーマのひとつに『病理像と画像の対比』というイメージングの研究を選んでいて、毎週末、京大に通ってたんですよ。その時に教わっていたのが、小林のお師匠さんのひとり伊藤春海先生、画像診断の世界的権威です」

伊藤春海福井大学名誉教授は京大在任中に呼吸器画像診断学の基礎を築き、いまや世界中の医療現場でスタンダードになっている肺ＨＲＣＴ（高分解能ＣＴ）の開発をもたらした研究者である。

「その当時の京大と阪大って、おかしなもんですけど、お互いにそっぽ向いてましてね、臨床系ではほとんど交わることがなかったんです。だから僕が京大の伊藤先生の研究室に出入りしてるなんていうのも、阪大の上の先生からは嫌な顔されたりね。まあ、そういう時代でしたが、そこで小林と出会ったんです」

お互いに忙しく、研究室で一緒になる時間はほとんどなかったが、放射線学会などではよく顔を合わせた。

「あの人は、会うたびに面白い切り口で研究して発表してるんですよ。例えば、ある組織型のがんがすい臓と肺と卵巣にできた時の形状の違いとかね。それって、なかなか普通の人が発想しないやり方なんです。それから間質性肺炎っていう病気があるでしょ。薬剤性の肺障害が出るのはびまん性肺胞障害っていう病態で、原因不明の場合は、特発性の急性間質性肺炎と呼ぶんですけど、彼はその病気に関する最初の論文を英文誌で書いていたりする。またそれが専門家からすると非常におもしろい着想なんです」

渡米ショック

　そんな小林が特別研究員《フェロー》として意気揚々と乗り込んだＮＩＨだったが、名刺代わりに持ち込んだ自身の学位論文は見向きもされなかった。日本では高い評価を得ていたものだ。

「それなりに自信もあったんですよ。実際、論文は悪くない出来だと思っていましたし、日本ではいろんな人に褒めてもらっていました。だから同僚の研究者たちに声をかけて、反応を聞いてまわりました」

　しかし、誰ひとりとして小林の論文に興味を示す者はいなかった。

「最初はぼくの英語がヘタやからかなと思ったけど、そういう理由じゃなかった」

　この論文のテーマは学部学生時代に魅了された〈魔法の弾丸〉の発展形だ。

　論文審査の主査は、のちに京都大学総長を務めることになる湊長博。

「湊先生は免疫学の権威で、それこそオプジーボの本庶佑先生とも共同研究されていました。若い頃はすごい厳しい先生だと言われていて、学生たちはみんなけちょんけちょんにやられるんですね。でも、僕のは『いやあ、すばらしい研究ですね』って褒めてもらえたんですよ」

面接を終えて部屋を出た小林は、飛び上がりたいほどうれしかったという。

「このまま研究を続けていけば、早々にがんの治療法も開発できるかもしれない」、そう思いながら論文を送った相手が、学会で面識を得ていたＮＩＨの研究員だった。この論文が認められたからこそ、留学できることになったはずだった。

「あれ？」と思わずにはいられなかった。

この留学は、学部時代の同級生で、今も仲がよい田代啓がカリフォルニアのソーク生物学研究所に留学したことに大きく刺激されていた。当時のソーク生物学研究所は、ＤＮＡの二重らせんを発見したフランシス・クリック（１９１６〜２００４）が局長を務めるまさに分子生物学研究の最前線だ。

現在、京都府立医科大学教授としてゲノム医学の最先端領域を研究している田代もその当時のことを覚えている。田代は本庶佑の研究室に大学院生から助教授まで17年間在籍、自らの研究を続けながらもオプジーボ開発の道のりを一部始終伴走した本庶研究室の主要研究者のひとりである。

「僕が留学している時に、わざわざ会いにきてくれたんですよ」と田代は振り返る。

「ＮＩＨの面接の帰りだったのか、何かの学会の帰りだったのか、小林が『僕はＮＩＨに留学しようと思う』と言っていたのを覚えています。小林もようやく自分の進むべき道を見つけたようで潑剌としていたし、お互いがんばろうと誓い合いました」

　小林の学位論文は三部構成だ。学位論文が三部構成というのは珍しいが、それだけ小林がこの論文に心血を注いだ証でもあり、自信の表れでもあった。タイトルは「免疫シンチグラフィ及び放射免疫療法の有効性向上に関する基礎的研究」。免疫シンチグラフィとは、放射性同位元素と抗体を使った画像診断法のことだ。

　その論文の手応えがない。アメリカに乗り込んだ小林の自信が揺らいでいた。

学位論文

　学位論文のテーマは、大学院を目指した時点ですでにおおよそ決めていた。「放射性同位元素を使って、がんだけを映し出す診断法の研究」である。

　小林は大学卒業後、４年間を放射線科医として病院に勤め、30歳で大学院に入った。無駄だったとは思わないが、もう30歳だった。研究者としての遅れを取り戻そうと必死だったという。

放射線科ではレントゲンやCT、その頃出回り始めたMRIでがんを見る日々だった。小林は「ミサイル療法」をベースに、抗体を使ってがんを映し出す新しい画像診断法を作り出せないかと考えていた。

「特定のがん細胞をターゲットにして、狙ったがん細胞だけを映し出すことができればいい画像診断法になる」

放射線科にいた小林にとって、診断や治療に使う放射性同位元素は身近にあった。

「例えばヨード（ヨウ素）にはγ《ガンマ》線を出す放射性同位元素があります。ということはガンマカメラで捉えることができる。中でも、よりピュアにγ線を出すヨード123をがん細胞にくっつく抗体と化合できたら、がんだけを映し出す薬になるはずです。その化合に成功すれば、ヨード123を質量数の違う別のヨードに取り替えるのはそれほど難しくはない。細胞を破壊するβ線を出すヨード131は、通常の治療でも使われている放射性同位元素です。ヨード123をヨード131に取り替えてやれば、がんの治療もできるはず、と思ったんです」

がんを見るための薬が、がんを殺す薬になる。これは、光免疫療法で行っていることと同じ考え方だ。小林はこの頃から、「診断法の研究を突き詰めていけば、がんを治す方法がある」と考えていたのだ。

「放射性同位元素と抗体の組み合わせというのは当時からあって、実際に似たようながん治療薬はすでにあったんです」

だが、問題点もあった。ヨード131は大量に体内に吸収されると甲状腺に集中して組織を破壊する。その性質を利用してがん細胞を壊すことができるのだが、放射性同位元素を治療に使えば、患者は否応なく被曝してしまう。

「放射性同位元素が全身に回ると、その毒でがんを叩くより先に患者さんの体が持たなくなります。当然、投与できる量にも限界がある。画像解析のためにがん細胞にくっつける放射性同位元素は比較的少量でよいのですが、それ以外のくっつかなかった放射性同位元素はなるべく早く体外に出せるようにしたい。それには、2つ薬が必要です。まずはがん細胞を映し出すための薬。もう1種類は抗体と放射性同位元素を切り離す薬。ワンショットで片づけようとせず、段階を踏んでいこうと考えていたんです」

ヨード131を化合させる抗体に「ビオチン」というビタミンの一種をくっつけることにした。ビオチンは「アビジン」というタンパク質と非常に親和性が高い。

「このアイディアを思いついたのは大学院に入ってからですね。ビオチンとアビジンが出合って一度複合体を作ると、がっちりとくっついてなかなか離れなくなる。そうなればば抗体にくっついていたヨード131が肝臓で切り離されるのではないか。この作用をうまく使えば不要な放射性物質を体外へ排出できるはずだというわけです。マウスの実験もやってみて、実際の抗体のふるまいも見て、ひとつひとつ確かめていきました」

実験の流れは次の通りだ。

①ビオチンと化合させたヨード131がついた抗体をマウスに投与する。
②1～2日で抗体がマウスのがん細胞と結合する。
③マウスにアビジンを投与する。
④アビジンががん細胞と結合していない抗体のビオチンと結合することで、20～30分後には肝臓へと運ばれて分解される。同時にヨード131も切り離されて、6時間以内には尿から排出される。

これで、がんと結びついたヨード131だけがガンマカメラに映る。
実際、マウスでの実験は完璧だった。

「これはいける」と小林は確信した。

不要なヨード131を短時間で体外に排出できるなら、ゆくゆくは投与量を増やし、がん細胞だけを攻撃する治療薬として使うこともできるのではないか。

苦い教訓

この学位論文の何が問題だったのか。

理由を聞いて小林は「鈍器で頭を殴られたようなショックを受けた」という。

作用機序はエレガントと言ってよいものだった。

だがまず、放射性同位元素を使う治療は、人間で行うのは難しいだろう、というのがNIHの大方の研究者の意見だった。どんなに早く体外へ排出したとしても、患者はかなり深刻な内部被曝を避けられないからだ。これはある程度予想された反応ではあった。

「僕が考えていた方法では、投与したヨードががんに辿り着くまでに2日ほどは体内に存在することになるんです。やはりそれが患者さんの大きな負担になるだろうということと、マウスの実験で使っていたアビジンが、もともとは鶏卵に含まれるものなんですね。ニワトリのタンパク質だということ、これがまずかった」

現在では他の動物由来のタンパク質をヒト化する技術もある。しかし、当時はまだその技術が確立されていなかった。ニワトリのタンパク質をそのまま人間に投与すれば、当然、拒否的なアレルギー反応を起こす可能性があった。

「さらに、現実的な問題として、もし本当に放射性同位元素を使った薬を開発しようとしたら、1つ目の薬を開発するのにおそらく数百億円かかり、ヒトに使ってもアレルギー反応を起こさない2つ目の薬を開発するのにもう数百億円かかる。それだけの大きな額をポンと出せる製薬会社はそうそうないだろう。それがNIHの同僚たちの冷静な意見だったんですね」

放射性物質の危険性。免疫上の人体へのリスク。費用的困難。それらを軽視していたつもりはなかったが、実用にはほど遠いことを思い知らされたのだ。それがなによりショックだった。

「自分は今まで何を考えていたんだろうと思いました。大学院のほぼ4年間をまるまる費やした研究でしたが、独りよがりだったのかな、と。研究者としてまだまだ未熟であることを痛感させられました」

研究としてはすぐれたものであっても、それがすぐれた医療になるとは限らない。

「僕にとっては、あの時の同僚たちの反応がとてもいい勉強になりました。仮にがんを治すことができても、やっぱり患者さんにとって毒になるような副作用の強い治療はダメだと再確認したんです」

その時、新たに設定し直したのが次のような目標だった。

「まず、がん細胞と結びつける物質は無害でなければならない。この時点で放射性同位元素は候補から外れました。そして、2つ目の薬剤を使うのではなく、できれば物理的なアクションでがんを攻撃する仕組みが必要だと考えるようになったんです」

これはまさに、光免疫療法の原理そのものである。だが、この当時の小林が、いかに目標を定めようとも、そこに到る方法を知っていたわけではない。光免疫療法の「発見」までには10年余りの歳月がまだ残されている。

1998年、小林は帰国することになる。特別研究員《フェロー》という立場はビザに期限がある。「もっとここで研究を続けたい」と思っても帰国せざるをえなかった。ノーベル賞受賞者を輩出する研究室に通うなど、小林にとっては刺激的な日々でもあったというが、小林は正規の研究職員ではなかった。自分のやりたい研究ばかりをできるはずもなく、ほとんどの時間をボスの研究の手伝いに費やした3年だった。

どん底の研究生活

帰国後の小林はすでに37歳になっている。

「神戸の先端医療センターでＰＥＴの研究をやらんかという話もあったんですが、それを受けてしまうとおそらくもう自分の研究はできなくなる。京大病院に戻ってこいとも言われていましたが、僕としてはそれも現実的ではなかった」

抗体を〝乗り物〟として使い、がん細胞を可視化する、ひいては治療につなげる——という自身の研究の方向性が間違っているとは思えなかった。それればかりか、「こんなことは当時は誰にも言えませんでしたが、自分のやっていることが徐々に核心に近づいていってるという予感はあったんです」、そう思ってさえいたという。

実際の小林は、まだ水面下で必死にもがいている状態だった。論文の数は相変わらず異常に多かったが、まだ無名の研究者と言ってよかった。

小林は言う。「研究って、要するに闘いなんです」と。

「研究者は、ある意味でアスリートに近いと僕は思っています。体力勝負なところもあるし、何より諦めたらそこで終わり」

本心を言えば、すぐにでもアメリカに戻って研究を続けたかった。しかし次のビザを取るには少なくとも2年間を日本で過ごす必要があった。それに加えて、この短期間で2度の留学をするということは、アカデミックな世界では、日本でのキャリアを捨てることを意味していた。研究室が留学生を送り出すのは、戻ってきて研究室に貢献することが前提だ。研究室への貢献もなしにまた留学に行ってしまうというのなら、「どうぞご自由に」ということになる。戻ってきた時にポストなど用意されるはずもない。

「それで、京大に籍をおきつつ、企業の寄付講座の非常勤助手をして、学生の相手をしながら自分の研究を続けることにしたんですね」

その当時を小林は遠い目で回想する。

「いやあ、あの頃はほんまにキツかった。どん底でしたね」

非常勤助手だけの月給では研究費を捻出するには充分でなく、アルバイトで他の病院の夜勤に入ることで賄った。

「振り返ってみると、あの時期が僕の研究者としてのターニングポイントです。もう限界ぎりぎりというか、寝る以外は仕事をしてましたから。最近よく言う働き方改革なんてクソくらえの世界です。臨床業務がある日は、朝は誰より早く病院に行って、自分ひとりで準備して、診療して、5時きっかりに助手の仕事を終わらせて、そこから夜中まで自分の研究をして。帰って寝る。その繰り返し」

通常、論文を書くのが早い人でも年に5、6本だという。だが小林は寝る間も惜しんで年間20本という「アホみたいなペース」で論文を書きまくった。

取り憑かれたように夜中まで実験し、論文を書き、書き上がったら午前2時でも3時でも京都駅前の中央郵便局まで車を飛ばした。

当時はまだ論文の投稿はエアメールが一般的だった。プリントアウトした論文を欧米の雑誌社に送るのに送料が2000円から3000円はかかる。一度送れば終わり、ではない。編集委員からのコメントがついて戻ってきた論文は加筆修正して送り直す。何度かやりとりを繰り返すうちに、送料が論文1本で1万円近くになる。

「年間に20本書いたら、送料だけで20万円になっちゃうんです。実験をするための費用も自腹でしたし」

日本に代理店がないような海外のベンチャー企業の薬剤を使いたければ、公的研究費で払うことはできない。たった数回の実験をするために数十万から百万円という金額が必要だった。

最初の1年こそ外部の医療機関で当直をしたり、臨床をしたりして費用を捻出していたが、そのうちに研究優先になると貯金を取り崩しながら生活を続けるしかなくなった。

「書きまくっていた論文の一本が島津とコニカの賞をもらって、賞金がそれぞれ100万円。あれにはかなり助けられました。でも研究環境は極貧の部類でしたよ」

研究しながら生活することの困難さ。

当たり障りのない研究テーマを選べば一研究者として生きていくことはできただろう。

「でも僕はそれができなかったんですよね。根拠のない自信というのか、研究者としてのキャリアを終えるにはまだ早い、やり残しがある、まだまだこれからや、と感じていました」

小林が研究者の道を選択したのは20代最後の年だ。

大学の同期で研究者を目指した者の多くは大学院を修了し、医学博士になっていた。

「同期と比べれば周回遅れですよ。今は医者として臨床の現場を見られたことはプラスだったと思っていますが、研究者としては確実に遅れをとってますからね」

小林が最初に選んだのは放射線科医としての臨床の道だ。

〝医者〟か研究者か

医師国家試験に合格し、医学部を卒業した〝医者のたまご〟のキャリアパスは大きく2つに分かれる。

「医者」を志すものは大学附属病院や一般の病院で臨床研修を開始する。「医学研究者」を志す者は大学院へ進む。

例えばがん研究のパイオニアとして知られ、ノーベル医学・生理学賞の有力候補に何度も挙げられた山極勝三郎（1863～1930）はそれこそ〝医者〟ではなく病理学者だ。帝国大学医科大学（のちの東京大学医学部）を首席で卒業、3年後に同大の助教授になっており、〝医者〟にはなっていない。

ちなみに山極は1915（大正4）年、世界で初めて人工的にがん（扁平上皮がん）を作り出すことに成功した人物だ。煤にまみれる煙突掃除夫に皮膚がん患者が多いという報告をもとに、煤やタールの刺激でがんができるという仮説を立て、ウサギの耳に660日間もコールタールを塗布し続けるという地道な実験を行った末のことだった。

現在も医学研究に携わる多くの者は、いわゆる〝医者〟としての臨床経験はせずに研究の道を進む。当時の小林は、同期がそれぞれの進路を決めていく中、なかなか自分が進むべき道を決められずにいた。研究者を目指したい気持ちがあるのと同時に、「医者として病気を治したい」「がんを治したい」という気持ちも強かった。

学部生だった頃、小林が医学領域で一番興味を惹かれたのは病理学だった。

病理医は患者と顔を合わせる機会がほとんどない医師だ。生検した病片（組織片）を顕微鏡で見て診断したり、薬の治療効果や死因を検証したりする。手術中に病理診断を行い、現場の司令塔として手術方針を決めることもある。

物理学が物の理《ことわり》を追究する学問であれば、病理学は病の理を知る基礎医学である。「病気はどうしてできるのかをつきつめる学問」とも言える。小林ががんという病気に興味を持ったのも、それだけ調べるべきことが多かったからだという。

小林が大学生だった当時は、がんは依然としてその全体像もほとんど明らかにされていなかった。大袈裟ではなく、がんがまだ一種のミステリーだった時代である。

小林は病理学教室に在籍することとなった。

「中途半端はイヤでしたし、病理学には興味があったので、そのまま病理医になろうかなという気持ちに傾いてました」

だが、ある時教室の先生に「病理をやるんだったら一度は臨床をやっておくべきだよ」と言われたのが胸に刺さった。

「たしかにその通りやな」と思ったという。

臨床とはすなわち、医者として〝現場〟で患者を診る行為である。研究者の道を選び、医学博士となってラボ（研究室）の住人になるのであれば、臨床は経験しないことが多い。医学研究を志す者にとって、医者として患者を診る経験はある意味で無駄であり、遠回りだ。その時間があれば一本でも多くの論文を書くのに充てた方がいい。

だが病理学は人間の頭の先から足の先まで体の組織を見る学問だ。臨床医としての経験も決して無駄にはならないはずだと小林は思った。

「放射線科なら、全身のいろいろながんが対象になる。あの頃、80年代の半ばすぎはMRI（磁気共鳴画像）検査は出たばかり、CT（コンピュータ断層撮影）は1枚スキャンするのに1分もかかっていました。それでも頭の先から足の先まで、脳腫瘍から骨肉腫まで診られるという理由で放射線科に行ったんです」

まともなことをしてるんやろか
「医者としての僕のキャリアはウソをつくことから始まりました」

そう言う小林は１９８７年春、京都大学医学部附属病院で研修医として働き始めた。そこで20代半ばの小林を待ち受けていたのは厳しい現実だった。

「今からもう30年以上前の話ですけどね」と前置きした上で小林は〝告白〟する。

「僕が最初に受け持った病棟は、普通に計算したら〝2年生存率が５％〟みたいなところでした。ですから、１００人の患者さんを診たら、２年後には４人か５人しか生きていないような感じです。ハナから5年生存の評価さえできない環境で、余命2年と診断された患者さんの命を２年２ヶ月に延ばすとか、２年５ヶ月に延ばすとか、それぐらいが治療の精一杯でした。僕は放射線科医でしたが、放射線治療の有効性を語ることなんてできなかった。はっきり言ってしまうと、がんを治そうという場所ではなかったんですね」

小林の病院に限った話ではなく、当時の日本の放射線科病棟というのはだいたいどこもそういう感じだったという。

「外科手術もケモ（化学療法）もやったけど、もう残された治療法が他にない。そんな終末期の患者さんが来るところです。放射線科に行くか、ホスピスに行くか、というのが最後に残された選択肢でしたから」

小林が最初に担当した患者も治療の甲斐なく亡くなった。

「僕が担当した患者さんは4人続けて亡くなりました……普通だったら、病院で治療を受けたら病気や怪我が治って、喜んで退院していくわけですよ。ありがとうございましたって。でも、僕は、ご家族の皆さんが泣いている病室で、ご臨終ですと言って、死亡時刻を書いて、送り出すということを最初に4回連続でやったんです」

大学を卒業したばかりの新米医師にとって、それは洗礼と呼ぶには厳しすぎる経験だった。

「正直、自分のやっていることに意味はあるのかと虚しくなりました。リニアック（放射線治療装置）を操作して一生懸命対処してもがんは治ってくれないし、当然、副作用もあるので、放射線科医の自分が治療をするたびに患者さんを傷つけてしまう。自分の患者さんが目の前でどんどん衰弱していく。皮膚はガサガサになり、顔色も悪くなっていく。自分が処置することで逆に元気がなくなっていくんです」

放射線の照射は皮膚の爛れや頭髪の脱毛、吐き気や嘔吐、下痢を引き起こす。小林は無言で見守ることしかできなかったという。圧倒的な無力感だった。

「放射線治療というのは、ある意味、かなり強引な治療法です」と小林は言う。

「患者さんの体内でがん細胞に対抗してくれるリンパ球などの免疫細胞は、放射線を当てるとたった2グレイ（Gy／放射線の吸収線量）の被曝で死んでしまいます。人間も全身照射で6グレイが致死線量と言われていますが、がん細胞はかなりしぶとくて、局所で総線量60～80グレイ当てないと死んでくれない。がん細胞は周辺の正常細胞や免疫細胞より圧倒的に強いんです。つまり、放射線治療でがん細胞を殺すには、患部周辺の免疫を放射線で焼け野原のようにしないといけない」

患部周辺のリンパ球は初日の照射でほとんど死に絶えるが、リンパ球は全身から補充されてくる。同じ部位に、翌日も放射線は当てられる。何度も繰り返すうちに、全身のリンパ球が死滅していく。免疫機能は低下し、体力も日を追って落ちていく。

「組織を再生させる幹細胞という細胞が組織内にはあるのですが、幹細胞まで死んでしまうと組織が再生されることはありません。瘢痕《はんこん》というケロイド状の硬い組織ができて、皮膚が引きつってしまいます。喉元や食道に瘢痕ができれば、日常の食べたり飲んだりにも支障が出ますし、放射線で唾液腺がやられてしまうと唾液が出なくなる。口内炎が治らないような副作用があるのですが、口の中全体が口内炎になると痛くて水を飲むこともできませんし、もちろんご飯も食べられない。血管もボロボロに弱くなってしまうので、退院後に動脈が破裂して亡くなるということもあります」

がん細胞が先に死ぬか、患者が先に死ぬか、というギリギリの選択の中で、当時の放射線治療は行われていたのだ。

「僕は現場で放射線科医をしていたから敢えて厳しいことを言いますが、当時の放射線治療は、かなり乱暴なところがありました。だから、臨床していた頃は、ずっと矛盾を感じていました。これはほんまに、患者さんにまともなことをしてるんやろかと。でも、放射線科医には他に方法がない。だからやるしかない。今は機械の性能もずいぶんとよくなって放射線治療のあり方も昔とは変わっていますが、医者になったばかりの僕は、毎日毎日相当暗い顔をしていたはずです」

年1500件の内視鏡検査

がんを治したくて医者を目指したはずだった。放射線科の道を選んだのもそのためだった。だが、「治す」ということとはほど遠い場所に小林はいた。

当時は患者への告知もしなければならなかった。

今では医療行為に際してインフォームド・コンセント（充分な説明と同意）が行われ

ることは必須だが、1980年代の後半、医療方針はほぼ医師の独断だった。従って、がんであることを告知するかどうかも小林の印象では「半々」だった。それはつまり、患者の半分には「嘘を伝えなければならない」ということだ。

「告知をするかしないかは、直属の上司の先生が決めていたんです。担当していても自分では決められなかった。上の先生が決めるのだって、この患者さんはがんだと伝えても大丈夫そうだなとか、こっちの患者さんは気が弱そうだから告知はしないでおこうとか、そんな理由ですよ。それで患者さんに伝えるのは僕らのような若手の研修医。末期がんの患者さんに、別の病名を伝えたこともあります。嘘をつくのも辛かったですけど、つかれた方も辛いですよね。患者さん同士が大部屋で話したりすれば、結局、自分以外が全員がんだったら気づくじゃないですか。ああ、自分もがんなんだなって。だから、日曜日に看護婦さんから困った声で電話がかかってきて、患者さんが泣いてはるんで来てくださいって呼び出されたこともありました。別の病気やと思ってたけど、やっぱり私はがんやったんですねと患者さんからは言われるけど、上の先生からは告知してはいけないと言われているし、どう対応すればいいのか、本当に困りました」

臨床を3年やったら大学の研究室に戻るつもりだったが、病院の人事の都合でストップがかかった。現場に医師が足りないというのだ。さらに1年、臨床医として診療を続けた。

「当時はほとんど病院に住んでいるようなものでしたね」と小林は言う。

最初に受け持った患者を4人連続で亡くして以来、小林は何かを吹っ切るかのように、「徹底的に臨床をやった」そうだ。

「朝から晩までずーっと臨床です。がんの内視鏡の検査だけでも1年で1500件を超えるペースでやってました。夜になったら自分で病理の勉強もしてましたけど、うとうとしているとあっという間に朝が来る。その繰り返しでした」

学生時代にやっていた研究をフォローすることすら難しかった。

「なにせあの4年間は、忙しすぎて論文を1本しか書いていませんからね」

「毎日毎日相当暗い顔をしていた」小林に、声をかけてくれたのが京大の核医学の助教授だった遠藤啓吾だった。小林は遠藤に誘われたこともあって、大学に戻る決心をしたという。猛烈な受験勉強をして院試を突破し、京大の大学院に入った時には小林は29歳になっていた。

学部時代の同級生からは4年の遅れを取っていた。

「まさに周回遅れですよ。一から仕切り直しだと思いました。僕がやっていた放射線治療だけじゃなくて、当時の抗がん剤治療も、外科手術も、がんに対しては決定的な治療ではありませんでした。本当に多くの、実際の患者さんを臨床の現場でこの目で見ていましたからね。どうにかしてがんに効く治療法を作りたいと考えていました」

大学院時代の小林が学位論文に没頭したことはすでに触れた。そして、ＮＩＨに留学し、戻ってきた小林は「どん底の研究生活」にあえぐことになる。

小林が、それでも研究者であることにこだわったのはなぜなのだろう。

「がんこ」で「しつこい」

本人は自身のことを「がんこなところがある」と評する。「しつこい」とも言う。

小林の母、孝子も「がんこなところのある子だった」と言う。

小林は１９６１年、父・久盛と母・孝子の間に兵庫県西宮市で生まれた。両親の名からそれぞれ音をもらい「ヒサタカ」と名づけられた。両親はともに中学や高校で教職にあった。父はのちに西宮市の教育長を長く務めた。幼い頃は両親が働いていたから、おばあちゃんによく懐いていたという。

興味のある対象には食いつく一方で、興味のないことにはまるで関心を示さない子供だった。

「小さな頃から少し大人びたところがある子でしたね。クレヨンを渡してもスケッチブックには絵を描こうとしない。でも、ある時、何か一生懸命に手を動かしてるなと思ったら、一面にびっしり数字ばかり書いていたんです。教えてもいないのに。あれにはさすがに驚きました。それから、言葉を覚えるのもずいぶん早くて、まだ2歳だというのに大人と普通に会話をしていましたからね」

東京オリンピックが開催された年、孝子の背におんぶされた3歳の小林は、商店街に飾られた万国旗を指さしては、「これはアメリカ！」「ギリシャ！」「日本！」と言ってまわりの大人たちを驚かせたという。その一方、幼稚園では小林だけがお遊戯で踊らず、周囲を戸惑わせた。

「イヤと言ったらきかないところがありました。でも、自分の興味があればどんどんやる、そんなタイプの子供でしたね」

小林は気難しいタイプではない。むしろ気さくだ。取材でも、自分の研究内容などについては真剣な表情で真摯に答えるが、リラックスした場面では饒舌だし、冗談も飛ばせばよく笑いもする。

小林が民放のバラエティ番組でカラオケを歌っているのを見たことがある。どういう経緯でそうなったのか、NIHの狭い研究室でマイクを握らされていた。制作側の演出なのだろうが、まんざらでもなさそうな表情だった。こんなことを言っていたこともある。「人前で何かを話す時は、まあ、場所にもよりますけど、関西人らしく一回は笑いをとりたい」

「研究者と言っても、普段はただの関西のおっちゃんですからね」

笑って言うのは母の孝子だ。

「実家に帰ってくると、阪神タイガースとX JAPANと乃木坂ナントカの誰それが好きな、私よりミーハーなおっちゃんです」

そういう孝子も品がありながらも関西人らしいサービス精神と陽気さに溢れている。取材時はもうすぐ米寿を迎えるという年齢だったが潑剌としていて、ひとり息子の趣味を嬉々として話す声には茶目っ気と凛々しさが同居していた。

「でも、仕事に関しては本当に真面目。我が子ながら、自分の信じた道をまっすぐに歩んできて、その道を踏み外さなかったのは偉いと思います」

小林自身もこう言う。

「僕は、求めるものにはこだわりはありますけど、めっちゃ普通の人間だから、結局は研究が楽しいから続けてこられたのかなあ。どうだろう。でも、医療開発の現場は、楽しい、おもしろいだけではやっていけない世界でもある。もうだめだと諦めそうになったこともありますよ。でも、そんなふうに心が折れそうになった時に支えになっていたのは、やっぱり、がんばれば人の役に立つ、という思いだけですよね」

孝子が言うには、小林は帰国するたびに、今では夫が亡くなり、孝子が独りで住む西宮の実家に時間が許す限り立ち寄るという。アメリカにいる時は毎日一回、オンラインで安否確認の連絡が入る。そんな息子だ。

「私には息子の仕事のことはさっぱりわかりません。でも、聞けばいろいろと教えてくれるんですよ。いつだったか、ふと、こんなことを言っていました。医学と化学と物理学が一緒になった世界は美しいんよと。きっと自分の研究で何かをつかんだ後のことだったんでしょう。普段よりずいぶんとしゃべっていましたし、取り組んでいる仕事のことを丁寧に話してくれました」

推測に過ぎないが、それはおそらく、光免疫療法が世に出る前後のことだったのではないか。

「その時、ああ、私には分かり得ないその場所に、あの子の世界が広がっているんだなあと印象深かったです」

少年時代

小林の少年時代をもう少し辿ろう。

小学校の高学年になると、塾に通い始めた。

「年の近いいとこのお姉ちゃんが近所の学習塾に通っているのを見て、同じ塾へ通いはじめたんです」と母の孝子は言う。

有名私立校の合格を目指すような塾ではなく、小林の同級生の親がやっている、家族経営の小さな学習塾だった。そのうち、進んで模試を受けるようになった。

「模試はよく受けてましたよ。勉強が好きという感じではなくて……自分で予想した点数と結果がどれほど近いか知るのが好きだったみたいです」

だが、神戸の名門、灘中学へと進学する。学年の7割が現役で東大か京大か医学部に進学する超エリート中高一貫校だ。小林は公教育に携わる父の仕事の関係から、私立受験そのものをするつもりがなかったそうだが、模試の成績が5年生修了の段階で関西で10番台。それを惜しんだ塾長に勧められるまま（そして父親の許しと激励を得て）受験して合格してしまったらしい。試験前に風邪を引いて、40度近い高熱を出していたというのにだ。

「でも灘なんてそんなやつらばっかりなんですよ。ちょっと異様な世界でね。高3の時、僕がいたのは60人弱の文理混合クラスだったんですが、理系40人から現役で東大の理Ⅲに10人くらい入ってますからね」

小林の親友、上甲剛も言う。

「僕は愛媛県の県立高校の出身で、2浪して大阪大学医学部に入ったんです。同級生にも灘の子は20人くらいおりましたけど、なんていうか余裕があるんですよね。勉強だけじゃなくて遊びもできる。ものすごくキャパのデカい連中が集まってる学校なんです。本気で勉強してへんのに東大理Ⅲとか京大医学部に行くような連中ですよ。小林もそうでしょう。物事の理解度が僕なんかとはぜんぜんちゃうというか、こっちからするとわけわからん連中なんです。そばにいるとようわかりますけど、なんやろね、排気量が違うというか、要するにね、ここのできが違うんです」

そう言ってコンコンと自分のこめかみのあたりを指した。

だが、その小林にしてみても灘には感じるところがあったようだ。

「もうね、理論物理を趣味みたいにしてるやつとか整数論の問題を一晩で解いてしまうやつとか、そんな異能の連中がゴロゴロいた。だから、物理や数学では彼らにはまったく歯が立たない。親は英語の教師でしたけど、英語のテストなんか200点満点で100点切ってましたしね」

今では英語までもが早口になり、ネイティブから「せっかちなニューヨーカーみたいだ」と評されている小林が言う。母の孝子が覚えている中高生時代も同様だ。

「あの子が家で勉強していたという記憶はほとんどありません。勉強部屋にいる時間より、台所や居間にいたほうが長かったんじゃないかしら。中学からはテニス部に入って毎日真っ黒になってテニスばかりしていましたし、こちらもあまり口うるさく勉強しなさいとは言いませんでしたから」

初めて集中して勉強してるな、と思ったのは院試の時だったそうだ。

「集中すると、河原の土手が切れて、水がバーッと入って来るような感じでどんどん覚えられる、と言っていました。ただ、母親の私から見ても、小中高は自分の好きなことだけ勉強していた感じです」

実際、灘での成績は惨憺たるものだった。テニスの方は硬式テニス部の副主将として中学で関西ジュニアベスト16、高校で県大会ベスト4にまで食い込む結果を出していたものの、高校2年時の外部模試では学年224人中200位以下という有様だった。

ただ、化学だけは別だった。

灘の〝化学の鬼〟

特に点数が芳しくなかったのは英語や国語だったが、化学は常に満点だった。日本中から秀才が集まる灘高にあって小林は「化学の鬼」と呼ばれていた。

「灘は伝統的に、生徒が生徒に勉強を教え合う文化があるんですよね。僕は化学の先生役をやってました。高校2年で高校の化学はマスターしてしまって、大学生用のテキストで独学してましたし、自分が好きな化学だけは負ける気がしなかったんですよね」

ハイレベルな問題で知られる通信教育のZ会でもずっと1位を取り続け、「今もそういうランク分けがあるのかどうかわかりませんが、〈マスター〉という称号をもらいましたよ」と胸を張る。当時、化学オリンピックがあったら参加してみたかったそうだ。

「結構、いいところまで行ったと思うんですよねえ」と言うほどに化学には熱中していた。

母の孝子もそのことを覚えている。

「本はよく読む子供だったんです。小さい頃は特に図鑑が大好きで、幼稚園の時は『宇宙の図鑑』『人体の図鑑』ばかり読んでいました。中学生になって、主人と2人で梅田の旭屋書店で『化学精義』という参考書を買ってきたんですよね。それが、何が面白いのか、もうかぶりつくように夢中で読んでいました。主人は久隆には将来研究者になってほしいと常々申しておりましたから、それを見て喜んでいましたね」

『化学精義』は、1950年代に出版された参考書で、今でも大学の教員や予備校の教師などにも多くの信奉者がいる名著だという。小林の実家には表紙がボロボロになるまで読み込まれた『化学精義』が残り、NIHの研究室にも上下巻の新装版が備わっている。小林は今でも時たま読み返すそうだ。

「化学はね、おもしろいんですよ」と小林は言う。

「中学の頃は相性がよかったというか、単純に好きだったんです。化学の問題を解くのが趣味でしたから。一般的に化学は覚えることがあって大変とか言われますけど、僕は化学に関しては無理やり覚えたことはひとつもない。化学式を見てると、原子や電子の振る舞いがパーッと見えてくる。あれね、化学式って、言語なんですよ。言葉なんです」

その後深化していった小林の化学の知見には、〝化学屋〟を自認する小川美香子も舌を巻く。

「普通、お医者さんって化学は苦手という人が多いんですよ。お薬の説明をするのに化学式の話をしても通じなかったりする。でも小林先生はプロの化学屋のレベルなんです」

実際、小林はいくつもの化学雑誌で編集委員を務め、論文の審査に携わっているが、「バイオコンジュゲート・ケミストリー」という米国化学会発行の雑誌の編集委員も長年務めている。第一章で触れたように、小林は医師であると同時にもはや化学者《ケミスト》と言っていい。それも中学生の頃からなのだから、筋金入りである。

京都大学へ

「これじゃあまずいなと思って、勉強を始めたのは部活が終わった高校2年の後半からです」

それまでほとんどまとまった勉強をしてこなかったこともあるだろう、いざ勉強を始めると校内テストのたびに何十人もごぼう抜きにしていったという。

高3の夏まで、小林の志望は医師と定まっていたわけではなかった。漠然と目指していたのは弁護士だったという。

「目指していたというか、ぼんやりとしたイメージで、なんとなく弁護士かな、くらいに思っていたんですね。文理混合クラスでしたし。でも、まわりから弁護士はやめろ、お前は文系には向いてないみたいなことを言われて理系に絞りました。純粋な基礎化学より、応用で化学を活かせるのはどこかなあと思って医学部にしたんです。だから当時は、なにがなんでも医学部に入りたいというわけではなかったんですよね」

ところが現役の時は大阪大学医学部に不合格。なかなかあることではないが、「あれは採点ミスだったらしい」と後に内部の人間から小林は聞いたそうだ。テニス部の部員たちはむしろ、灘高に伝わる「テニス部副主将は浪人する」というジンクス通りだったことにざわめいていたという。

翌年、1981年4月に今度は無事に京都大学医学部に入学。

「浪人してからは英語も国語も一から勉強して、模試を受けまくりましたからね」

模試では総合点で全国1位を何度も取り、受けた模試30回すべてで東大理Ⅲも A判定が出ていたが、「京大の方が基礎に強いイメージだったのと、当時の自由な校風にも惹かれて」京大に進んだ。以後18年を京都で過ごすこととなる。

当時、京大医学部は1クラス60人で2クラス、学年全体で120人、その中で小林と同じクラスだったのが先にも登場した京都府立医科大学教授の田代啓だ。

互いを認識したのは、「入学して2、3ヶ月経った頃だった」と田代は振り返る。

「僕は入学式の前に経済学部の浅田さんから、4月と5月だけでいいから猛勉強しろと言われていたんです」

「浅田さん」というのは、京都洛星高校で田代の1学年上にいた批評家、浅田彰のことだ。この数年後、浅田が26歳で執筆したフランス現代思想の入門書『構造と力』はベストセラーとなり、浅田は80年代の思想潮流を代表するニュー・アカデミズム、ポストモダンの旗手として一世を風靡した。浅田は高校時代から周囲に〝天才〟と目されていたという。

「浅田さんには、受験から解放されて羽を伸ばしたい気持ちもわかるが、いいスタートが切れれば後が楽になるから、と言われたんですね。へえ、そんなもんかなあと思いつつ、先輩にそう言われたら逆らえない。だから入学後も仕方なく勉強して、そのままズルズル今でも勉強している感じです。でもやっぱり、いい点が取れれば勉強は楽しくなるものですし、2、3ヶ月経つと同じように一生懸命勉強しているやつらがクラスに4、5人いることにも気づくんですね」

そうしたグループの中に小林がいたというのだが、ひと際異彩を放っていたという。京大医学部においても、小林の化学の知識量とセンスは突出していたのだ。

「図抜けてましたよね」

一般的に、化学が得意な理系高校生は医学部より理学部や薬学部を選ぶ。医学部にそこまで化学に強い学生がいるのは珍しいのだという。

「ただ、東大や京大の理学部から医学部に再入学してきた人たちもいるんです。彼らは何らかの理由で純粋な化学の勉強をやめた人たち、あるいは化学者になることを諦めて医学部に入ってきた人たちですが、当然のことながら化学は非常によくできる。だからアジアで初めてノーベル化学賞を取られた福井謙一先生の弟子の先生が授業で化学のプロ向けの話をしても、当然彼らは理解できるんですよ。そうした中に小林は混ざっていた。僕なんかにはさっぱり意味がわからないような話でも、小林は普通にふんふん頷いて先生に質問していましたから」

何かを見つけるための6年間

田代にとって小林は、いつも明るくて礼儀正しい〝小さな紳士〟だったという。

「仲良くなってからは、遺伝子についての英語論文や原書を輪読する自主的なゼミにも一緒に通っていました。小林はクラスでスキーに行こうとなれば率先して計画を立てて、宿の確保から交通手段までオーガナイズしていました。不思議と組織の運営ノウハウも持ってて、勉強だけしているようなガリ勉タイプではありませんでしたね」

そのうち、田代と小林は化学の授業以外はクラスで会うことも少なくなった。小林が授業に来なくなったからだ。自由な校風で知られる京都大学では、そもそも当時は出席を取る授業がほとんどなかった。小林は言う。

「おもしろそうだと思えば授業に出ればいいし、つまらないと思えば出席しなければいい。だから、テキストを読めばわかるような授業や、何回か出てつまんないと思った授業には行かなくなっちゃいましたね」

小林は臨床実習が始まる4年生になるまで医学部のキャンパスに足を向けず、薬学部や理学部の図書館や他の研究室に通っていたという。今では小林が編集委員を務める化学雑誌「バイオコンジュゲート・ケミストリー」も、この頃、「医学部の図書館に置いてなかったんで、薬学部の図書館に通って」読んでいたそうだ。

日々、専門書を読み漁り、アパートと大学の間にあった「哲学の道」を歩いて思考を巡らせ、時間がある時は「理学部の研究室をうろうろ」していたという。

「医学部でも基礎系の講義は他の大学から有名な先生が来てたりしたので皆勤でしたが、臨床の講義は教科書を読めば事足りると判断してから行ってませんでした。その時間は自分の好きな化学を好き放題、やり放題でしたね。興味のある研究室に勝手にお邪魔して、若手の先生や大学院生にいろいろ教えてもらったり……よく考えると、皆さんよく付き合ってくれたなと思いますね。今、光免疫療法でも使っているような、抗体と別の物質をくっつける実験とかもやってましたよ。そんなんだったから、僕は学部の前半はぜんぜん医学部には通ってなくて、ちゃんと医学をやりはじめたのは4年生からです」

自由気ままに、だが有意義な学生生活を送っていたようだ。

「学部生の時は、まだ僕も小林も、自分が将来何をやるかなんてちっともわかっていませんでした」と田代は言う。

「将来、何かを成し遂げたいとは思っていたけど、何をやりたいかは漠然としていた。でも、その何かを見つけるための6年間やろ！と小林がいつも言っていたのを覚えています。理学部から医学部に再入学してきたような人たちは、確かに優秀だったし親切だったけど、彼らは人生を達観していて大きな夢を語ることはしませんでしたよね。でも小林は、授業にはたまに顔を出すだけでしたが、彼らと同等の頭脳と知識を持ちながらいつも夢を語っていました」

　小林はそんな大学生だったのだ。

震災の記憶

　少し話は逸れるかもしれないが、これもまた小林にとっての「日本」の原風景かもしれないから触れておく。阪神・淡路大震災だ。小林は言う。

「高速道路が完全に横倒しになってましたからね。実家から南側は遮るものがなくなって、遠くに海が見えたんですよ。家から海が見えるなんて何十年ぶりだろうって、ぼうっとそんなことを考えたりしました」

ＮＩＨへの最初の留学を控えた１９９５年1月17日、兵庫県南部を震源としたマグニチュード７・３の巨大地震が西日本を襲った。震度７の直下型地震をまともに受けた兵庫県南部と淡路島では、６０００人以上が命を落とした。小林の京都のアパートは何ら影響がなく、大学の研究室も普段通りだった。だが、神戸や西宮の街は甚大な被害を受けた。

その日未明、小林は京都のアパートで寝ていた。その耳元で、聞いたことがないような地鳴りがしたという。

「かなり大きい地震が来ると思って、ベッドに掴まったら、最初にドンッと縦に突き上げられて、その後、イチ、ニで、ガーッと横に来た。初期微動から横揺れまで数秒ってことは、方角が悪ければ震源は西宮の実家の辺りやなと思いました」

窓の外はまだ暗く、時計を見ると午前5時46分だった。すぐ実家に電話をした。

「もしもし？　もしもし？」

電話口に父親の声が聞こえた。

「ガラスが割れてちょっと足を切ったが大丈夫だ。母さんも心配ない」

すでに揺れは収まっていたが、テレビをつけても要領を得なかった。一度電話を切ったらもうつながらなくなる気がして電話を切れなかった。

「そのうち夜も明けてきて、どうやら神戸あたりが震源だとわかりました。実家もとりあえずは大丈夫そうだったので受話器を置きました」

テレビ画面には、横倒しになった阪神高速の高架。ヘリコプターからはあちこちで火の手が上がる神戸の街並みが中継される。

電話もつながらなくなった。19日の深夜、ようやくつながった電話の向こうで父親が2人の元気な様子を伝えてくれたが水がないという。兵庫県南部の水道が全面復旧するのは3ヶ月後の4月半ばだ。小林は翌日、西宮の実家を目指すことにした。

「実家の最寄り駅はJRなんですが、大阪から先はぜんぜんダメ。阪急の神戸線で手前の西宮北口駅までは行けるというので、登山用のバッグをかついで水と食料を持っていったんです」

いつもよりゆっくりと進む電車からの光景に、小林は息を飲んだという。

「いやあ、もうすっかり変わってしまって、何がなんだかわかりませんでした。駅から実家までは5、6キロの距離だったんですけど、回り道回り道の連続で、歩いて3時間くらいかかったかな」

母校の灘校の体育館は臨時の遺体安置所になっていたと聞いた。子供の頃によく遊んだ夙川では、コンクリート製の橋が崩落寸前になっていた。実家の前の小さな池の水は、地面が割れてすっかり干上がっていた。道路のアスファルトはひび割れで段差がひどく、家の近くまでは辿り着いたがそこから先に進めなくなった。

「崩れた塀を越えて、人のお宅の庭を通らせてもらって、なんとか辿り着きました」

実家の屋根瓦は落ち、壁はひび割れて、そのまま人が住むのは難しそうに見えた。周囲には全壊した家屋も多かった。

「2階建ての家はみんなつぶれて平屋のようになっていましたしね。1階で寝てた人たちはみんな亡くなって……。母の知り合いもひとり火事で亡くなりました。伯母の家は平屋だったんですが、起きたら空が見えてたと言ってました」

留学のための渡航時期を延期することをNIHに認めてもらい、小林がアメリカに赴いたのは予定から2ヶ月遅れのことだった。

日本のキャパシティ

テレビ朝日の玉川徹に取材した際、こんなことを聞いてみた。

小林が日本で研究を続けていたら、光免疫療法は誕生しただろうかと。

玉川はしばらく考え込んだ後、こう答えた。

「考えてみると、あんな自由な京大でも、大学院を出た小林先生を引き止めておくことができなかったんですよね。小林先生はアメリカに行ってしまったんですから。日本の大学の中で研究者として生きていくのって、例えば教授になるならないというのも、きっと政治の力学とかもあるんですよね。京大だからこそああいう柔軟な考えを持った先生が育ったとはいえ、京大でもダメだったんだろうなあ。これはある意味で日本という国が小林先生を引き止められなかったんでしょうねえ」

京都大学iPS細胞研究所の山中伸弥教授にも同じことを聞いた。山中は世界有数の医学研究機関である米グラッドストーン研究所の上席研究員を兼務している。同研究所と日本を往復しながら研究を行っており、彼我の事情に詳しいとはいえ、今や日本の科学界をリードする存在だ。いささか失礼な質問だったが、こう答えてくれた。

「それはなんとも言えないですね……ただ、アメリカは研究支援体制などが整っていて研究環境はよいです。かといって日本の研究環境が劣っているとも思わない。優秀な日本の研究者は多いですから。アメリカの研究環境にだってさまざまな問題点はある。私が在籍しているiPS細胞研究所は両方のいいところを採るように心がけています」

親友である上甲は当時の小林の状況を交えながらこう言う。

「小林は大学院を出た後に一度米国に行って、研究者としてのスキルを上げて帰ってきて、京大で助手をしていた時期がありました。その頃に僕と小林は以前よりもっと深く付き合うようになったんですが、その後、彼は40歳直前でもう一度米国に行く。それからは日本の大学や研究機関には帰ってきていません。日本に帰ってくるチャンスもあったんやろうけど、僕は、彼がずっと向こうにおって正解だったなと思うんです。NIHでの活躍が認められてから、京大で教授選の候補になった話も聞いたし、その後、東大教授として研究室を持てるような話が来たこともあった。がんセンター中央病院で働くような話もあった。でも、そのたびに話がうまくいかなかった」

なぜだと思うかと聞くと、歯切れよく答えてくれた。

「日本の組織が彼のスケールに合わないんでしょうね。彼がまっすぐにことを進めようとすると、どうしてもあちこちで不協和音が出てしまう。どこかに足をひっぱる人間がいるんでしょう。彼は深いところまで話はしませんけど、30年も付き合うてたらわかりますよ。ほんまにね、日本の大学にいなくてよかった。もしあのまま日本に残っていたら、そういう、人間関係とか、しがらみとか、研究とは関係のない部分がストレスになって、きっと消耗しちゃっていたと思うんです。彼がそのまま日本にいたらおそらく光免疫療法も開発されていなかった。大袈裟でなく、人類の大きな損失になってたはずですわ」

小林には、ノーベル賞を取れると思うかと何度か聞いたことがある。そのたびに小林はあまり興味のなさそうな顔をする。それはなぜかと問うと、「研究に興味を持ち始めた大学生の頃は、研究者になる以上は純粋に学問を究めて、ノーベル賞を狙うような研究をしたいと息巻いていましたよ」と言う。だが、自分の研究室を持った頃にはその考え方も変わっていたという。

「今はそのへんには無頓着になりました。僕が今やっている光免疫療法は応用研究であって基礎研究ではありません。サイエンティストの中にはすべてがオリジナルでなければ気が済まないという研究者もいるかもしれませんが、僕は手の届く範囲に具合のいいものがあれば躊躇なく使う。ですから、純粋な基礎研究をしている人たちからすれば邪道と言われるかもしれません。でも、世の中にとって役立つ物が作れればなんでもいい、どんな工夫をしてもいい、と思っているんです」

だからノーベル賞はきっと取れませんよ、と笑う。

こう答えた時もあった。

「化学や物理の基礎研究の場合、最終的なゴールに辿りつくのは自分ひとりですけど、医学は応用なのでみんなで作る。チームプレーなんです。研究の王道ではありませんが、そこが楽しいところでもある。答えも決まっていないし、使えると思ったら何でも取り入れちゃう。だから光免疫療法も市販の抗体を使う。僕らのチームの作った最終的産物が人の役に立てばそれでいいと素直に思えるようになりましたね」

もし自分がノーベル賞に執着していたのなら、市販の抗体を使う方向にはならなかっただろうと言う。

「僕がオリジナルの抗体を開発しようと考えなかったのは、すでにあるものを使った方が圧倒的に安上がりですし、早いし、便利だからです。すでにFDAに認められている抗体を使えば、研究開発費用も抑えられる。何より開発のプロセスを短縮できる。製薬会社だって自社の抗体が使われればその分お金が入ってくるわけで悪い顔はしないでしょう。僕はここが大事だと考えています。オリジナルのものに固執するより、一日でも早くがんに効く治療法を完成させる方がずっと大事なんです。世界には既存の治療法が効かなくなってしまったがん患者さんがたくさんいます。光免疫療法の開発を待っていたのに間に合わずに亡くなってしまった人も大勢いるんです」

小林は自分の性格を「合理的《リーズナブル》」だという。彼の行動を決める「リーズン」の中には、ノーベル賞より優先されるものがあるのだ。

では、なぜその光免疫療法を開発できたと思うかと問うた時だった。

「僕がなぜ光免疫療法を開発できたのか……。それは、自分の興味の赴くままに、一歩ずつ、少しずつ実験を繰り返してきただけのことだと思いますが、それが許された環境にいたことが大きいかもしれません。結果論にはなってしまいますが、ずっと日本にいたら難しかったのかもしれませんね。規格外の研究でも、可能性があるならやらせてくれる、そういう環境にいたのが大きかったように思います」

骨ぐらいは拾ってやる

時を2000年に戻す。

小林がNIHでの3年間の留学を終え、経済的な困窮の中で今後の研究生活をどうすべきかもがいていた頃だ。

小林はもうこれ以上、日本で研究を続けるのは金銭的にも体力的にも厳しいと感じ始めていた。同時に、「ここで日本を出たらもう帰って来られないだろう」とも考えざるを得なかった。

山崎豊子の小説『白い巨塔』の時代ではもはやなかったが、京大に限らず、大学医学部にはれっきとしたヒエラルキーがある。一般に医局は大学医学部や歯学部、附属病院などの診療科ごとに、教授をトップに、以下准教授（助教授）、講師、助教、医員、院生、研修医（インターン）などで構成される。医局員たちの臨床、研究、教育、人事や行政との連携などを担い、上層部の意向次第ではあるが、所属していると希少症例の診療や基礎研究ができ、博士号を取得することもできる。

２００４年の「新医師臨床研修制度」や２０１８年度の「新専門医制度」の導入により、研究ではなく民間病院で臨床を行いたいと志望する医師などは、医局に所属する必要がないため医局に入らない者も増えている。だが小林はもちろん違った。自分の希望通りの勝手な「異動」など認められないのは会社員と同様だ。出世レースや医局政治には無関心だった小林は、よく上層部と衝突もしていたという。

「しかも僕が2度目の留学を考え始めたタイミングで、また上の方から病院に戻ってくれないかと言われたりして、いったいどうなってるんだと。僕が個人的にやっていた研究もまるで評価されませんでしたし。評価されないというか、論文を書いてもチラとも読んでもらってなかった。それを知った時に、もうこれ以上、日本で研究を続けるのは無理だと思いました」

大学を出るしかなかったが、行くあてもなかった。

「本来は医局や教授の指示を無視して留学するなんてありえないんです。でも、行くならやっぱり世界最高峰のがん研究施設があるＮＩＨだと思っていました。個人的にＮＩＨとコンタクトを取り始めたのがその頃ですね」

小林はフリーランスの研究者としてＮＩＨと連絡を取り始めたのだ。親友の上甲のように小林の米国行きを応援する人もいたが、40歳を目前に大学を飛び出し、再びＮＩＨを目指す小林を陰で「無謀」と揶揄する人間もいた。

本人も決して自信があったわけではなかった。

「ただ、どうしても諦めきれなかったんです。どっちみち大学で出世するルートからは完全に外れたなと思っていましたし、完璧に退路を断つことで踏ん切りもつきました。やるだけやってみよう。もう、やるしかないと。そういう感じですよ」

「がんこ」で「しつこい」性格が小林の背中を押していたのかもしれない。

師匠のひとりであった伊藤春海に「もう一度米国で挑戦するつもりだ」と小林が伝えると、伊藤はにやりと笑ってこう言ったという。

「失敗して帰ってきたら骨ぐらいは拾ってやるよ」

小林にとってそれはありがたい言葉だった。頭を下げて礼を言い、研究室を後にした。

こうして2001年5月、小林は再び米国に渡ったのだった。

「無駄な実験なんてひとつもない」

2度目の渡米後、小林がどのように光免疫療法に辿り着いたかはすでにこれまでに見てきた。

小林の来し方を辿ってみて、思い出されるのは小川美香子が聞いたという小林の言葉だ。

「僕らの実験に失敗なんてないんやで。自分が望むような結果が得られなくても、それは失敗と違う。それで真実を知れるんやから無駄な実験なんてひとつもないんや」

小林の歩みを見てくると、この言葉は小林の人生自体に当てはまるように思える。

小林はこう言っていたことがある。

「僕、しつこいんです。結局、まわりの雑音を跳ね返すにはやるしかないんですよね。この世からがんをなくすなんて言ったところで、昔は誰もがんのない世界を想像することもできなかった。でも、それこそガリレオのように、自分が間違ってないと思うことをやり続けるしかないんです、きっと。研究ってそういうことです」

奇しくも山中伸弥も同じことを言っていた。

「研究というのは、〝いい時〟というのはほとんどなくて、だいたい〝悪い時〟ばっかりなんです。研究環境が最初から恵まれていることなんてありえない。私もiPS細胞の開発に至るまではそうでしたし、小林先生もそうだったと思います。特に医療応用というのは、最初にアイディアを得てから動物実験を重ねて、治験をして、簡単に20年、30年という月日がかかってしまうジャンルなんですね。それでも自らの信念を貫いて、なんとかして走り続けるためのエネルギーを獲得する。打たれても諦めない。簡単に諦めちゃいけない。だから、研究者に必要なのは粘り強いこと、打たれ強いこと。言い換えれば〝諦めが悪い力《りょく》〟が必要なんです」

小林の言葉には続きがある。

「だから、少なくとも自分だけは自分を信じてやることですね」

そう言ってから、小林は彼らしい含羞に満ちた言葉を吐いた。

「そうすれば、正義はたまには勝つ。悪者のがんにも勝つんです。そんなふうに思います」

〝正義はたまには勝つ〟。その思いが、小林を支えてきたのだろうか。

小林の道が「まっすぐ」ではなかったように、光免疫療法の誕生もまた「まっすぐ」ではなかった。だが、その曲がり角ごとに小林が重ねた「実験」が、結果として光免疫療法へと導いていった。それは小林の執念や信念がもたらしたのかもしれないし、天の配剤なのかもしれない。偶然とも言えるのだろうし、必然とも言えるだろう。

だがいずれにせよ、光免疫療法は小林の医学者としての、科学者としての、あるいは人間としてのすべての結実だとも言えるだろう。

「エレガント」な光免疫療法の姿は、小林久隆という人間の姿そのものなのかもしれない。

終章　がんとはなにか

がんは難しい

取材を通じてずっと思っていたことがある。

がんは難しい。

医学用語やその背後にある科学的知識を飲み込むのがまず難しいというのもあるが、種類が多い、治療法が多い、例外が多い。

大腸がんや胃がん、肺がん、乳がんといったよく知られたがん以外でも、毛様細胞性星細胞腫や腺様嚢胞がんなど耳馴染みのあまりない希少がんが200種近くある。

治療法にしても、日本人でかかる人が最も多い大腸がんで見てみると、国立がん研究センターによると大腸がんはまずその発生場所によって結腸で5ヶ所（盲腸、上行結腸、横行結腸、下行結腸、S状結腸）、直腸で3ヶ所（直腸S状部と、腹膜反転部を境に上部直腸と下部直腸）の計8ヶ所に分かれる。大腸の壁の種類の分類もあって、内側から順に粘膜、粘膜下層、固有筋層、漿膜《しょうまく》下層、漿膜の5層がある。加えて、大腸がんの多くは腺がんだというが、腺がんも乳頭腺がん、管状腺がん、低分化腺がん、粘液がん、印環《いんかん》細胞がん、髄様《ずいよう》がんなどがあるという。それぞれに合わせて治療法は内視鏡治療や手術や化学療法、放射線治療があり、内視鏡治療には内視鏡的ポリープ切除術（ポリペクトミー）、内視鏡的粘膜切除術（ＥＭＲ）、内視鏡的粘膜下層剝離術（ＥＳＤ）があり、直腸の手術には直腸局所切除術、前方切除術、直腸切断術、括約筋間直腸切除術があるという。

この分類の細かさに対して、どう予防するかについては「日本人を対象とした研究では、がん全般の予防には禁煙、節度のある飲酒、バランスの良い食事、身体活動、適正な体形の維持、感染予防が有効であることが分かっています」「運動は大腸がんの予防に効果的であることがほぼ確実であるといわれています。食物繊維やカルシウムの摂取も大腸がんの予防に効果的である可能性があるとされています」とある。「でしょうね」とは思うが、この方程式に従えば全員が同一の解に辿り着くという類のものではない。

医師の専門化が進むのも無理はないし、むしろ専門性を高めなければ職業人としてやっていけないのではないかと思わされる。これだけ細分化されるということは、細分化しなければならなかったということなのだろう。つまり、がんはそれだけ多様だということだ。考えてみればそうかもしれない。がんの発生した部位だけでなくどの細胞由来なのか、あるいは患者の体質や年齢、性別によって成長速度も形態も浸潤性も転移性も変わるのかもしれない。

こんな話も聞くことがある。

「ＡさんやＢさんにはよく効いた抗がん剤が、なぜかＣさんにはまったく効かない」

このようなことは実際、往々にして起こるのだそうだ。「８割以上の患者には効果がある」という科学的根拠《エビデンス》があっても、それは同時に「２割ほどには効かない」ということも意味する。当然と言えば当然だが、私たちは「２人に１人ががんになる」時代を生きながらも、このような複雑さと確率の壁の向こうにがんというものを見つめざるを得ない。

小林に聞いてみたことがある。

「がんとはどんな病気だと思いますか」と。

小林はこともなげに答えた。

「がんに対する考え方は、みんなそれぞれ違うと思うんです。外科医には外科医の、放射線科医には放射線科医の、ゲノム研究者にはゲノム研究者の、それぞれの立場や視点の方向性によって、違う表情を見せる、そういう病気だと思います」

治療するのか研究するのか、研究対象によって異なるということか。

「仮に生物学的な視点で見れば、がんは、細胞の遺伝子異常から起こる病気と考えられます。もう少しわかりやすく言えば、正常細胞が分裂する際のコピーミスがいくつも重なって生じる疾患です」

そこは共通している？

「おそらく、現代のがん研究者はほぼ全員がそう認識しているはずですし、僕もがん発生のメカニズムという点においてはそう考えています」

しかし、と小林は言う。

「がんという病気は、私たちが思っている以上に複雑であることも確かです。また、がんが育つ私たち人間の体も非常に複雑な有機体です。ですから、がん細胞の成り立ちや発生の原理を頭で理解しただけでは、おそらく、がんという病気の全体を正確に捉えることはできない。実際、がんの研究者でもがんを全方位的に、完璧に理解できている人なんてほとんどいないと思います」

　これは70年代、まだがんが「不治の病」だった頃の話だが、米マサチューセッツ工科大学（ＭＩＴ）の分子生物学の教授で、がん研究のトップランナーとして知られるロバート・Ａ・ワインバーグ（１９４２〜）は当時を振り返ってこう述べている。

「がんが、われわれの体の正常な組織から生じた無統制に増える細胞であり、放射線、化学発がん物質、がんウイルスなどがその原因となり得ることはわかっていたが、それ以上はまったくのミステリーだった」（『がん研究レース』岩波書店）

　ワインバーグは１９８２年に人間の「がん遺伝子」（正常細胞のがん化を引き起こす遺伝子）を世界で初めて発見したがん研究の第一人者だが、その彼をしてがんの発生の仕組みは〝ミステリー〟だったのだ。

　小林は「この喩えがふさわしいかどうかわかりませんが」と断った上で、こう付け加えた。

「仮にがんの発生の原理やメカニズムを理解できても、がんという病気そのものを理解したことにはならないんです。どういうことかというと、私たち人間が原子の振る舞いや原子力発電の仕組みを完全に理解して原発を作ることができても、原子力そのものを制御できていない状況と似ているのかもしれません」

セントラル・ドグマ

小林は言う。

「僕自身、長い間がんとはなにかという命題と向かい合ってきました。そして、僕なりの見方でがんという病気を考えて、医者として、研究者として、トライ・アンド・エラーを何度となく繰り返した末に辿り着いたのが光免疫療法なんです」

がんは最も古い病気のひとつである。

現在、確認されている人類最古のがんは南アフリカ・ヨハネスブルグの郊外、スワートクランズ洞窟で見つかった。発掘された足指の人骨に「骨肉腫」の痕跡が認められたのだ。推定160万～180万年前の古人類の骨だという。

「肉腫」というのは全身の骨や筋肉に発生する悪性腫瘍の総称で、「サルコーマ」とも呼ばれる。一般的な胃がん、肺がん、大腸がんなどの「上皮性悪性腫瘍（体表面や器官内表面などを覆う上皮細胞にできるがん＝カルチノーマ）」に比べると発生頻度はかなり低く、がん全体の約1％にすぎない。いわゆる「希少がん」のひとつだ。

小林が言う。

「がん細胞は、太古の昔から私たちと共存してきました。ショッキングなことかもしれませんが、私たちの体からがん細胞を完全に消し去ることはできません。がんが治ったという人の体にも必ずがん細胞は存在しますし、毎日新しいがん細胞が生まれています。人間の体の中では1日に5000〜1万個ほどのがん細胞が生まれているとも言われています。病気とは無縁そうに見える健康な人の体にも、常に〝がんの芽〟があるというわけです」

第一章で述べたように、こうした〝がんの芽〟は私たちの体に備わっている免疫システムなどによってほとんどが摘み取られる。だが、中には防御の網の目をくぐり抜けて、ひそかに成長し続けるがん細胞がいるのだ。

「がん細胞が分裂を繰り返して、1個の細胞から直径1センチ、重さにして10グラムほどの腫瘍に成長するには数年から十数年かかりますが、その間、腫瘍の細胞の数は10億個ほどに増殖しています」

人間の体は数十兆個の正常細胞で構成されている。

「私たちの体は元を辿れば卵子と精子が融合した受精卵というたった1個の細胞です。

その受精卵が分裂を繰り返して増殖し、それぞれいろいろな機能を獲得しながら、ある細胞は血管になったり、皮膚になったり、髪の毛になったりしていくんですね。ある秩序の元に、人間の体ができあがっていくわけです」

〝ある秩序〟とは人間の体全体の設計図であるDNAの遺伝情報（ヒトゲノム）のことだ。

「ヒトゲノムは2003年に全情報が解読され、遺伝子の総数は約2万2000個だと判明しました」

この約2万2000個の遺伝子を含む約30億対という膨大な数の塩基配列で暗号化されたものが人間の遺伝情報だ。高校生物基礎の復習になるが、DNAの二重らせん構造は細胞分裂の際にほどけて、元の塩基配列の対になるような塩基を生成することで自身を複製する。これを「半保存的複製」という。

また、タンパク質を作る際に、DNAのほどけた箇所の塩基配列と対になる塩基配列を持つ「メッセンジャーRNA（mRNA）」を作る。これを「転写」という。DNAの塩基配列をAとすればA´が作られるわけだ。このmRNAにコピーされた情報は、その塩基配列に従ってタンパク質を生合成する。この時、やはりmRNAの塩基配列A´と対になるAに相当するアミノ酸をトランスファーRNA（tRNA）が運んでくる。これを「翻訳」というが、この「転写」と「翻訳」を行うことで、DNAの情報はA→A´→Aと元の情報を伝えるわけだ。

この半保存的複製や転写と翻訳は受精卵が生まれた瞬間から、その個体が成長して死ぬまで生命活動のあらゆる場面で行われる。古い細胞が死んで、新しい細胞が作られる新陳代謝もそのひとつだ。

「人間の体は新陳代謝によって毎日約1兆個程度の細胞が入れ替わっていると言われています。新陳代謝を繰り返すことで、脳細胞を含むほとんどすべての細胞が数ヶ月ですっかり入れ替わるんです」

腸管の粘膜の上皮細胞などは毎日膨大な数が死んで便の一部として排出され、数日ですべて入れ替わってしまうという。骨の細胞も皮膚の細胞も毎日死んでは新しい細胞が補充される。

半年ぶりに会った友人は、髪型が少し変わったくらいで顔も体型も以前と何も変わっていないように見えるが、細胞レベルではまったくの別人なのである。

「このDNAの複製やDNA→mRNA→タンパク質という遺伝情報の一連の流れは、

分子生物学者たちが〝セントラル・ドグマ〟と呼ぶ生命の根源的な反応です」

DNAの二重らせん構造を発見したフランシス・クリックが1958年に提唱した分子生物学の基本原則だ。

「しかしながら、何千万回とコピーを続けていくうちに、どんなに精巧に作られたシステムでも、ある程度の頻度でエラーが起こる。このエラー、コピーミスが蓄積することでがんが発生するのです」

遺伝子のプログラムは基本的にはタンパク質の設計情報である。その情報の一部が歪んだり、欠けたり、誤った情報になったりしてしまうと異常なタンパク質が作られてしまう。この「異常なタンパク質」こそがん細胞の正体だというわけだ。

自己の分身

人間の体を構成する何十兆もの細胞のうち数千個にバグが出るというのは多いのか少ないのか判断に苦しむが、人間の体とはそういうものであるようだ。

「紫外線でDNAの二重らせん構造が歪んでしまったり、何らかの刺激が加わることで塩基配列が壊れてしまうのも珍しいことではありません」

〝何らかの刺激〟とは例えばタバコの煙だったり、アルコールだったり、心理的なストレスだったり、ある種の化学物質や電磁波、放射線といったものだ。先に触れたワインバーグが発見した〝がん遺伝子〟とは、こうした刺激などで塩基配列が壊れ、がん細胞を作りだしてしまう遺伝子のことだ。

「しかしながら」と小林が言う。

「人間の体は実にうまくできていて、小さな傷ならがん化を抑える酵素やがん抑制遺伝子などがその都度修復してくれます。免疫細胞も異物であるがん細胞を見つけ次第、攻撃にかかります。私たちの体はがんに対して何重にも防御の壁を築いているのです」

それでも、損傷が修復されぬままコピーが繰り返されれば、やがて元の細胞とは似つかぬがん細胞が増殖してゆく。もともとは体の一部を担う正常な細胞（自己）だったにもかかわらず、異質なもの（非自己）になってしまう。がんは「自分の分身」でもある。

「細胞が分裂して増えていけば、一定の確率でプログラムのコピーミスが起こるのは当然のことです。そして、基本的にはコピーミスの回数の分だけＤＮＡの損傷も蓄積されていきます。新陳代謝の累積回数が多い高齢者になればなるほど、がんにかかるリスクも高くなるのはそういうことです」

つまり、生物が生命活動を続けること自体、正常細胞のがん化と背中合わせであり、がんは多細胞生物にとって不可避のリスクだと言える。

「そうやって正常細胞のコピーミスから突然変異で生まれた細胞、それがすなわち、がん細胞です。間違った遺伝情報が伝えられてしまった細胞ががん細胞である、と。現代の生物学、分子生物学の世界ではそう考えられています」

ではがん細胞の特徴とはなにか。

「ひとつは自律性増殖でしょうね。普通だったら隣に細胞がいたらもう増殖するのやめよ、となるものが止まらない。これが隣の組織にはみ出れば浸潤ですよね。血管やリンパに乗れば転移しますよね。元々の細胞の持っていたルールを守れなくなってるわけです。それと前にも言いましたが無限に増殖する。自分で死ぬものもいますが、ヒーラ（ＨｅＬａ）細胞という有名な細胞株は70年以上生き続けてます。アポトーシスが壊れてるんでしょうね」

第一章で小林が「がんは遺伝子の病気であり、細胞の病気である」と述べたことは伝えたが、つまりこういうことなのだ。遺伝子の変異ががんの原因であり、その点を見れば遺伝子の病気だ。と同時に、私たちが「かつての自分」であったがんを病気とみなさざるをえないのは、がん細胞が体の中で勝手な振る舞いをするからだ。

「最近よく〝プレシジョン・メディシン（Precision Medicine）〟ということが言われます」

主にがん治療の領域で使われることが多い言葉で、米国の国立研究評議会（ＮＲＣ）が、２０１１年にこれからの医療のあり方として唱え、２０１５年に当時のオバマ大統領が一般教書演説で取り上げ世界的にも広まった。

「日本語では精密医療と訳されますが、人の遺伝子変異やがん遺伝子などを詳しく解析して、個人個人のゲノム、遺伝情報をもとに、それぞれの病状や体質に合わせた治療をしようというオーダーメイド式の医療のことですね。がん治療の現場でも盛んに取り入れられている考え方です」

小林自身はその流れから意識的に距離を置こうとしているようにも感じる。

「実際、光免疫療法は、ゲノムや遺伝子とはいっさい関係がない治療法です。そういう意味では、光免疫療法は、現代医療のメインストリームからは少し離れた地点にあると言えるかもしれませんね」

小林は続ける。

「僕が大学生だった80年代は遺伝子工学、いわゆるモレキュラー・バイオロジー、分子生物学が花盛りでした」

分子生物学は、1953年にジェームズ・ワトソン（1928〜）とフランシス・クリックがDNAの分子構造を解明して以来、遺伝子や分子のレベルで生命の本質を探ろうとしてきた学術分野だ。

「ただ、分子生物学のセントラル・ドグマにずっと囚われていたのでは、がん治療の本質を見誤ってしまうのではないか、と感じたことがあったんですよね」

どういうことかと小林に質そうとすると、話は1980年代の日本から中世のイタリアに飛んだ。

「ガリレオ・ガリレイが地動説を唱えた時、彼を信じる人なんていなかったわけでしょう。地動説は異端で、教会が唱える天動説が世の中を支配していた時代ですからね。当時はまさに天動説が〝セントラル・ドグマ〟だったわけですよ。でも、宗教裁判にかけられても信念を曲げなかったガリレオのように、回っているのは地球なんだという物事の本質を見抜かないと、がんを完全に理解することなどできないんじゃないかと思うんです。ましてや、がんを制圧することなど到底できやしないんじゃないか」

もちろん、小林自身も分子生物学を学び、治療に使っている。

「光免疫療法でも分子生物学の技術は使われています。でも、目の前にあるがんを治療するためには、遺伝子やゲノムというワンサイドからがんを観察しているだけではきっと不充分なんです。分子生物学とは別のアプローチが必要なんですよ」

つまり、がんは遺伝子の病気であり、細胞の病気でもあるというアプローチ。

「治療費を抑えるという意味でも、患者さんの身体になるべく負担をかけないという意味でも、本当は、極力少ないアクションでがん細胞だけをポンと取り除いてあげるのがいいはずでしょう。専門的な言葉では非侵襲もしくは低侵襲という言葉を使いますが、なるべく生体を傷つけず、負担の少ない方向で治療すべきなんです。原理としては、例えば、10－2＝8みたいな簡単な整数の引き算で表現できる治療法がベターなはずです」

確かに光免疫療法は〈魔法の弾丸〉、抗体医薬という分子生物学の精華を利用しつつも、がんを倒すメカニズムは細胞そのものを物理化学的に破壊するというシンプルさを持っている。

小林にとって「がんとはなにか」という命題の答えが、光免疫療法だったというわけだ。

光免疫療法の未来

医師や研究者の平均寿命は長いという説を唱える人がいる。知的好奇心に溢れているから前頭葉が衰えず、おかげで行動が活発で体も衰えないのだそうだ。

小林もまたそのタイプに見える。常に脳が回転しているように見えるし、西へ東へフットワークも軽い。小林はまだ61歳だが、光免疫療法の研究が一山越えたらリタイア、などということは考えないのだろうか。

「そうですね、光免疫療法は僕の研究者人生で中心のテーマになったので、最後のピースを嵌めるまでやりたいと思っています。満足のいくまで研究したら、研究者から足を洗ってお医者さんになるかもしれませんが、当面は研究を続けます」

その〝当面〟も相当な仕事量になりそうだ。

「まずは、細胞上にＥＧＦＲを発現している他のがんへの適応拡大を狙っていきます。トリプルネガティブの乳がんや子宮頸がん、それから大腸がん、非小細胞肺がんなどでしょうか。ＥＧＦＲはがん全体の約2割に発現していますが、それほど過剰発現していないがんもある」

すい臓がんがそうだ。

「すい臓がんのうちEGFRを発現しているのは全体の10～15％と言われています。プロ野球の星野仙一さんが亡くなったのが、このタイプのすい臓がんだったと記憶していますが、残りの85％の患者さんにも効くように、CD44やCEAといった抗原に適応する抗体をどんどん増やしていく」

まずは適応拡大、次は抗体をどう増やすかということのようだ。

「HER2（乳がん、胃がん、すい臓がん、胆管がん、膀胱がんなど）であるとか、CEA（肺がん、すい臓がん、胆管がんなど）、MUC1（大腸がん、虫垂がん、すい臓がん、胆管がんなど）、EGFRを合わせてこの4つをカバーすれば、だいたい全体の70～80％のがんをカバーできるレベルだと思っています。あと数年でそれぞれ承認されると期待したいですねえ」

その後もやりたいことは尽きないらしい。

「将来的には、珍しい抗体でも安全性が確認できれば、すぐにIR700と化学合成して患者さんに投与できるようなシステムを作りたいと三木谷さんと相談しているところです」

山中伸弥教授がこんなことを言っていた。

「iPS細胞は体の組織だけでなく、さまざまな免疫細胞を作り出すこともできます。光免疫療法の患者さん、特に高齢者などは免疫細胞が減って免疫の効果も下がっていることが多いはずです。そうした場合にiPS細胞で作った免疫細胞を補充することができれば、つまり、光免疫療法とiPS細胞の再生医療を組み合わせれば、治療の効果をさらに上げることもできるんじゃないかと思うんですよね」

研究者は常にアイディアを抱えているものなのかと思い、小林にこの話を伝えると、すかさずこんな答えが返ってきた。

「iPS細胞だったら、iPS細胞のがん化を防ぐために光免疫療法を利用することもできるんじゃないかと思うんですよね。培養や分化の過程でiPS細胞ががん化する際に、光免疫療法でフィルターをかけてやればがん化も未然に防げるんじゃないかと」

小林のアイディアも尽きないらしい。

「iPS細胞はいろんな細胞を作り出すことができるのですが、目的外の細胞ができてしまうことがあるんです。網膜の場合でも心臓の筋肉の場合でも、必要のない腫瘍が形成されてしまう。そうした時に光免疫療法が役立ちそうです。取り除きたい細胞の抗原に反応する抗体をＩＲ７００につけて光を当ててやる。そうすれば、がん治療と同じ要領で余分な細胞がきれいに取り除けますよね」

思えば取材でいつ会っても、小林の話は尽きなかった。

この分では長生きしそうだし、長生きしてもらわないと困る。

なんといっても、ノーベル賞は存命者にしか与えられないのだから。

おわりに

小林久隆先生に初めてお目にかかったのは２０１８年のことだ。初回から気さくに、垣根なくお話しして下さり、肩に力が入っていた私はひどくホッとしたことを覚えている。

最初のうちはこちらの理解が追いつかず、話を聞いているだけで精一杯だったが、先生の言葉で語られる光免疫療法の世界はいつも刺激的だった。取材というよりは個人授業のような贅沢な時間だった。

常人であれば気の遠くなるような日々の努力が天才を支えているのだということも教わった。なにかおたずねすれば、いつ寝ているのかと思うようなタイミングで地球の反対側から返信があった。北海道大学大学院の小川美香子教授も同じことを言っていた。ＮＩＨに留学中、レポートを書き上げて夜中に送信すると、明け方には修正の赤字がびっしり入ったものが送り返されていたそうだ。

小林先生はご自身を「合理主義者」だと言うが、ロマンチストでもあると思う。

２０２１年4月にがんの微小転移巣を鮮明に光らせる新しい蛍光物質を開発したという論文を発表した際、ＮＩＨのプレスリリースのインタビューで先生はこう答えている。

「夜空を見上げた時のほうが昼間よりもずっとよく星が見えます。それと同じように、私たちの新しい化合物は、光がほとんどない中で蛍光を発することで、がん細胞をよりはっきりと浮かび上がらせ、腫瘍をより高感度で検出することができるように設計されています」

先生にはいったい何時間の貴重なお時間を頂戴したか。10時間や20時間ではきかないその取材中、嫌な顔ひとつせず対応してくださった小林先生にはこの場を借りて、心からの感謝を申し上げます。


私は親友をがんで亡くしている。骨肉腫だった。その時のショックはいまだに深く心に刻まれているが、今この日本で、いったいどれだけの人ががんという病気と、あるいはがんがもたらす死と無縁でいられるだろうか。

私は一介のライターで、医療ジャーナリストでもなんでもない。自分の力不足は重々承知だが、こんな人間が理解できることなら一般の読者にも伝わるはずだとの思いで本書を書き上げた。

小林先生のお母様をはじめ、小林先生の共同研究者やご友人、三木谷浩史氏、楽天メディカル、関西医科大学など、ここには書き切れないほど多くの関係者の方々に本当にお世話になった。2018年に小林先生をNIHで取材させてもらった際には週刊新潮編集部に協力を仰いだ。記して感謝したい。

筆の遅い私を何度も励まし、手厚いサポートをしてくれた担当編集者の北本壮氏には心よりの深謝を。

最後に、本書は医学的事実関係について小林先生に監修をお願いしたが、文責はあくまで著者にある。また、文中の敬称は一部略した。ご諒解いただきたい。

芹澤 健介

2023年8月

芹澤健介　1973(昭和48)年、沖縄県生まれ。横浜国立大学経済学部卒。ライター、編集者、構成作家、映像ディレクター。著書に『コンビニ外国人』など、共著に『本の時間を届けます』など。

小林久隆　1961(昭和36)年、兵庫県西宮市生まれ。光免疫療法の開発者。京都大学医学部卒、同大学院修了（内科系核医学専攻）。医学博士。米国国立衛生研究所(NIH) 主任研究員。

Ⓢ新潮新書

1006

がんの消滅《しょうめつ》
天才医師《てんさいいし》が挑《いど》む光免疫療法《ひかりめんえきりょうほう》

著　者　芹澤健介《せりざわけんすけ》

医学監修　小林久隆《こばやしひさたか》

2023年8月20日　発行
2023年11月20日　4刷

発行者　佐　藤　隆　信

発行所　株式会社 新潮社
〒162-8711　東京都新宿区矢来町71番地
編集部(03)3266-5430　読者係(03)3266-5111
https://www.shinchosha.co.jp

装幀　新潮社装幀室

印刷所　錦明印刷株式会社

製本所　錦明印刷株式会社

ISBN978-4-10-611006-1　C0247

価格はカバーに表示してあります。

767
コンビニ外国人
芹澤健介

全国の大手コンビニで働く外国人店員はすでに4万人超。ある者は8人で共同生活し、ある者は東大に通い——。なぜ増えた？　普段は何をしている？　知られざる隣人たちの実情とは。

882
スマホ脳
アンデシュ・ハンセン
久山葉子訳

ジョブズはなぜ、わが子にiPadを与えなかったのか？　うつ、睡眠障害、学力低下、依存……最新の研究結果があぶり出す、恐るべき真実。世界的ベストセラーがついに日本上陸！

930
最強脳
『スマホ脳』ハンセン先生の特別授業
アンデシュ・ハンセン
久山葉子訳

コロナ禍で増えた運動不足、心に負荷を抱える子供たち——低下した成績や集中力、記憶力を取り戻すには？　教育大国スウェーデンで導入された、親子で読む「脳力強化バイブル」上陸。

959
ストレス脳
アンデシュ・ハンセン
久山葉子訳

人類は史上最も飢餓や病気のリスクから遠ざかった。だが、なぜ「不安」からは逃れられないのか。世界的ベストセラー『スマホ脳』の著者が最新研究から明らかにする「脳の処方箋」。

969
ドーパミン中毒
アンナ・レンブケ
恩蔵絢子訳

快感に殺される！　ゲーム、アイドル、SNSから酒、セックス、ドラッグまで「脳内麻薬」が依存症へと駆り立てる。スタンフォード大教授の第一人者による世界的ベストセラー、上陸。